肛肠疾病诊疗学

编著 韩明宏

吉林科学技术出版社

图书在版编目（ＣＩＰ）数据

肛肠疾病诊疗学 / 韩明宏编著. -- 长春 ：吉林科
学技术出版社，2022.8
ISBN 978-7-5578-9534-1

Ⅰ．①肛… Ⅱ．①韩… Ⅲ．①肛门疾病－诊疗②直肠
疾病－诊疗 Ⅳ．①R574

中国版本图书馆 CIP 数据核字(2022)第 115956 号

肛肠疾病诊疗学

编　　著	韩明宏	
出 版 人	宛　霞	
责任编辑	赵　兵	
封面设计	猎英图书	
制　　版	猎英图书	
幅面尺寸	185mm × 260mm	
开　　本	16	
字　　数	170 千字	
印　　张	6.875	
印　　数	1-1500 册	
版　　次	2022年8月第1版	
印　　次	2022年8月第1次印刷	

出　　版	吉林科学技术出版社
发　　行	吉林科学技术出版社
地　　址	长春市南关区福祉大路5788号出版大厦A座
邮　　编	130118
发行部电话/传真	0431-81629529　81629530　81629531
	81629532　81629533　81629534
储运部电话	0431-86059116
编辑部电话	0431-81629510
印　　刷	廊坊市印艺阁数学科技有限公司

书　　号	ISBN 978-7-5578-9534-1
定　　价	38.00 元

前　言

　　科学在发展，医学在进步，肛肠疾病无论在治疗观念、治疗方法还是技术上，均有新的、令人瞩目的进展。为了使患者得到更有效而合理的治疗，并在治疗后获得最佳的生活质量，力求在继承传统医学的基础上，结合现代肛肠学的理论和先进的治疗技术和手段，从而极大丰富肛肠病治疗学的内容，极大提高肛肠病患者的治愈率。为了加快促进肛肠病学基础理论和临床研究与现代医学有机结合，运用科学前沿的最新科技，对医疗手段和措施进行规范，使患者得到合理有效的治疗。

目 录

第一章　结肠、直肠和肛管解剖与生理

第一节　结肠解剖与生理

一、结肠的部位及形状

结肠介于盲肠与直肠之间，起自回盲瓣，至第 3 骶椎水平上缘连接于直肠，全长 150cm，分为升结肠、横结肠、降结肠和乙状结肠。有时将结肠分为左半结肠和右半结肠，两者分界线一般定在横结肠右 2/3 和左 1/3 交界处。结肠外观上的特点是具有结肠带、结肠袋和肠脂垂。由于肠管纵肌发育不全，结肠壁上形成 3 条纵行的带，称为结肠带。一条位于结肠系膜附着处，称为系膜带；一条位于大网膜附着处，称为网膜带；另一条为独立带。在横结肠，其后上方为系膜带，后下方为独立带，前方为网膜带。在升结肠和降结肠，前方为独立带，内侧为系膜带，后外侧为网膜带。在盲肠，3 条结肠带汇合于其内下方处，即为阑尾的根部。结肠带较肠管为短，因而使结肠收缩成连续的袋状，称结肠袋。在结肠带及附近的肠壁上有许多大小不等、形状不一的脂肪垂，称为肠脂垂，尤以独立带上分布为多。

结肠呈窗形沿腹腔的后壁外侧排列。其于腹腔右上方肝右叶下方向内呈直角转折，形成结肠肝曲。于右季肋部，结肠肠管先向上向后行走，然后于脾的下端呈锐角向下转折，形成结肠脾曲。结肠脾曲较结肠肝曲要高要深。结肠下行至左侧髂嵴水平后向内下斜行至骶骨前方，于第 3 脊椎上缘水平连接于直肠。

（1）升结肠：位于腹腔的右侧，是盲肠的延续，上至肝右叶下方，向左弯成结肠肝曲而移行于横结肠，长为 12～20cm，直径为 6cm。升结肠较降结肠稍接近躯干正中线。下端平右髂嵴，上端在右第 10 肋处横过腋中线。其在背部的投影，相当于腰椎的横突附近。

升结肠一般仅前面及两侧有腹膜覆盖，其后面借疏松结缔组织与腹后壁相贴，位置较固定。如有外伤造成升结肠的后壁破溃时，可引起严重的腹膜后感染，但在腹前壁不易发现腹膜炎体征。据报道，有少数人的升结肠全部包有腹膜而游离于腹膜腔中，此种现象在男性占 16.7%，女性占 11.7%。另有人统计，1/4 的人有升结肠系膜，成为活动的升结肠，可引起盲肠停滞，或向下牵引肠系膜上血管蒂使十二指肠受压，造成十二指肠下部梗阻。

结肠肝曲在右侧第 9 肋和第 10 肋软骨的深面，其后面与右肾前面下外侧部相邻；上面与前外侧和肝右叶的下面接触；内侧前方紧靠胆囊底，胆石有时可穿破胆囊到结肠内；内侧后方有十二指肠降部，在行右半结肠切除术时，应注意防止十二指肠的损伤，尤其在有肠粘连时更应注意。

（2）横结肠：长为 40～50cm，直径为 5.2cm。自结肠肝曲开始，横位于腹腔中部，于脾门下方弯成锐角，形成结肠脾曲，向下移行于降结肠。横结肠完全包以腹膜并形成较宽的横结肠系膜。此系膜向肝曲及脾曲逐渐变短，而中间较长，致使横结肠做弓状下垂。其下垂程度可因生理情况的变化而有所差别，横结肠上方有胃结肠韧带连接于胃大弯，下方续连大网膜，手术时可资辨认。横结肠系膜根部与十二指肠下部、十二指肠空肠曲和胰腺关系密切，在胃、十二指肠及胰腺手术时，应注意防止损伤横结肠系膜内的中结肠动脉，以免造成横结肠的缺血坏死。分离横结肠右半部时，应防止损伤十二指肠和胰腺。

横结肠的体表投影一般相当于右第 10 肋软骨前端和左第 9 肋骨前端相连的弓状线上。

（3）降结肠：降结肠长为 25～30cm，直径 4.4cm，在髂嵴附近连接于腹后壁，降结肠较升结肠距正中线稍远，管径较升结肠为小，位置也较深。腹膜覆盖其前面及两侧，偶见有降结肠系膜。降结肠的后面有股神经、精索或卵巢血管以及左肾等，内侧有左输尿管，前方有小肠。在降结肠切除术时，应注意防止左肾及左侧输尿管的损伤。降结肠的下部由于肠腔相对狭小（2.2～2.5cm），如有病变易出现梗阻。又因该处肌层较厚，可因炎症及其他刺激而引起肠痉挛。

（4）乙状结肠：乙状结肠是位于降结肠与直肠之间的一段大肠。肠上端位置多数在髂嵴平面上、下各 0.5cm 的范围内；下端位置最高在骶岬平面，最低在第 3 骶椎体上缘，其中以位于第 1 骶椎体下半和第 2 骶椎体上半范围者为数最多。乙状结肠的长度变化很大，有的长 13～15cm，有的超过60cm，平均长 38cm；肠腔直径为 4.2cm。乙状结肠通常有两个弯曲：由起端向下至盆腔上口附近，于腰大肌的内侧缘便转向内上方，形成一个弯曲，此弯曲的位置极不固定，一般都在盆腔内；肠管向内上方超过髂总动脉分叉处，又转而向下，形成第 2 个弯曲，该弯曲的位置也不固定，多数可位于正中线的左侧。从第 2 个弯曲下降至第 3 骶椎的高度时便延续为直肠。

乙状结肠全部包以腹膜，并形成乙状结肠系膜。系膜长度平均为 8.9cm，在肠管中部较长，向上、下两端延伸时则逐渐变短而消失。因此，乙状结肠与降结肠和直肠相连处固定而不能移动，中部活动范围较大，可降入盆腔，或高置于肝下，也可移至右髂部。小儿的乙状结肠系膜较长，最易发生乙状结肠扭转。乙状结肠系膜呈扇形，系膜根附着于盆壁，呈"人"字形；由腰大肌内侧缘横过左侧输尿管及左髂外动脉，向上向内至正中线，然后在骶骨前方垂直向下，止于第 3 骶椎前面。乙状结肠前方与膀胱或子宫之间有小肠，后方有左侧输尿管经过，手术时应避免损伤。临床上极为重视。

二、结肠壁组织结构

结肠壁组织由外向内可分为浆膜、肌层、黏膜下层和黏膜 4 层。

（1）浆膜：即腹膜脏层。

（2）肌层：包括外纵肌和内环肌。外纵肌集中组成 3 条结肠带。内环肌纤维在相邻两个结肠袋之间较集中，突向肠腔形成结肠半月襞。外纵、内环肌层间有肌间神经丛（Auerbach 神经丛）。

（3）黏膜下层：有血管、淋巴管、黏膜下神经丛（Meissner 神经丛）和丰富的疏松结缔组织。

（4）黏膜：包括黏膜肌层、网状组织、血管、基底膜及柱状上皮。

三、结肠的邻近器官

（1）腹后壁筋膜的层结构：结肠及其系膜大部分紧贴后壁，腹后壁筋膜自浅至深共有 3 层。第1 层为腹后壁腹膜及其所形成的融合筋膜，与结肠有关的主要是右 Toldt 筋膜和左 Toldt 筋膜。第 2层是腹膜下筋膜，其在肾、肾上腺、输尿管处分为前、后两叶，包绕这些器官。第 3 层是腰肌筋膜，覆于腹后壁肌肉的内面，其向前方与腹横筋膜相接续，在后方中央附着于脊柱前缘。

（2）结肠肝曲：结肠肝曲位于肝右叶下方，在浅部其有大网膜腹壁结肠韧带连至腹侧壁，有肝结肠韧带至肝右叶下方，有胆囊结肠韧带连至胆囊。在深部其有肾结肠韧带连至肾筋膜前叶，有膈结肠韧带连至横膈。结肠肝曲内侧紧靠十二指肠降部至水平部的转弯处，两者之间仅隔有胰头及十二指肠前筋膜，游离时若不注意，容易损伤十二指肠。

（3）结肠脾曲：结肠脾曲位于左季肋部深处，紧靠脾下方，较肝曲高而锐。其浅部覆盖有大网膜及大网膜延长至侧腹壁腹膜的粘连带。在深部，其与脾之间连有脾结肠韧带，与膈之间连有左膈结肠韧带，其后上方有横结肠系膜连至胰尾。

四、结肠的血管分布

1. 结肠的动脉

（1）右结肠动脉：在中结肠动脉起点的下方 1～3cm 处，起于肠系膜上动脉（占 40%）；有时两者可合成一干（占 30%）；有时右结肠动脉与回结肠动脉共干起始（占 12%）；该动脉缺如者占 18%。右结肠动脉经腹后壁腹膜的深面横行向右，至升结肠附近分为升支和降支，分别与中结肠动脉右支和回结肠动脉的结肠支吻合，并沿途分支至升结肠。右结肠动脉多为 1 支，占 62.4%；2 支者较少，占 13.7%；缺如者占 23.9%。

（2）中结肠动脉：在胰腺下缘起自肠系膜上动脉右缘，在胃后进入横结肠系膜内，分为 2 支：右支在肝曲附近多与右结肠动脉的升支吻合，分布于横结肠右半部（或 1/3）；左支多与左结肠动脉的升支吻合，分布于横结肠左半部（或 2/3）。由于中结肠动脉主干多数由中线右侧进入横结肠系膜，故手术中切开横结肠系膜时，宜在中线的左侧进行。

中结肠动脉多数为 1 支（占 72.3%），也可出现 2～3 支（占 24.9%），有时尚可缺如（占 2.8%）。副中结肠动脉一般比较细小，多起于肠系膜上动脉的左侧壁，偏左进入横结肠系膜，行于系膜的左侧。有的副中结肠动脉尚可起始于肠系膜下动脉的左结肠动脉。因此，手术时应注意副中结肠动脉的存在和位置。

（3）左结肠动脉：起点距肠系膜下动脉根部为 2.5～3.5cm。该动脉经腹膜的后方向左向上走向脾曲，主干分升、降 2 支。升支进入横结肠系膜与中结肠动脉吻合，降支下行进入乙状结肠系膜与乙状结肠动脉吻合，沿途分支，分布于降结肠和结肠脾曲。左结肠动脉多数为 1 支（占 94.95%），有时有 2 支。

（4）乙状结肠动脉：数目不等，2～6 支，一般分为第 1、2、3 乙状结肠动脉；其起点也不一致，有的可自肠系膜下动脉先分出 1 个主支，再分成 2～4 个小支。或者几个小支均直接发自肠系膜下动脉。乙状结肠动脉经腹膜深面斜向左下方，进入乙状结肠系膜内，各分出升支和降支，互相吻合形成动脉弓，分支分布于乙状结肠。最下 1 支乙状结肠动脉与直肠上动脉之间缺乏边缘动脉。两动脉之间称 Sudeck 点，若在此点以下结扎直肠上动脉，将引起直肠上部坏死。

2. 结肠的静脉

左结肠静脉于左结肠动脉起点的外侧注入肠系膜下静脉，该静脉多经脾静脉入门静脉，其他结肠静脉均与同名动脉伴行，最后经肠系膜上静脉入门静脉。

五、结肠的淋巴组织

结肠淋巴组织以回盲部最多，乙状结肠次之，结肠肝曲和脾曲较少，降结肠最少。分为壁内丛、中间丛和壁外丛。

（1）壁内丛：包括结肠黏膜、黏膜下层、肌间和浆膜下淋巴网。由小淋巴管互相交通，并与其上方和下方的淋巴网相连。其上下交通不如围绕肠壁交通丰富。因此，结肠癌围结肠壁环形蔓延比上下行蔓延较快，容易造成肠梗阻。

（2）中间丛：即连接壁内丛和壁外丛的淋巴管。

（3）壁外丛：包括结肠壁外的淋巴管和淋巴结，这些淋巴结包括结肠上淋巴结、结肠旁淋巴结、结肠间淋巴结和结肠中央淋巴结4群。结肠上淋巴结是位于结肠浆膜面的微小淋巴结，有时位于肠脂垂内。结肠旁淋巴结位于升结肠和降结肠的内侧缘以及横结肠和乙状结肠的系膜缘。结肠间淋巴结沿结肠血管（回结肠动脉、乙状结肠动脉、直肠上动脉、右结肠动脉、中结肠动脉和左结肠动脉）排列。结肠中央淋巴结毗邻肠系膜上、下动脉的主干，并注入位于其相应的主动脉前淋巴结附近，这通常引流体位最高的淋巴结。

结肠淋巴回流方向有一定的顺序，常由壁内丛至壁外丛到结肠上淋巴结，再到结肠旁淋巴结，然后经各结肠动脉附近的中间淋巴结至中央淋巴结。故结肠各部癌肿的淋巴结转移范围，通常按上述方式扩散。手术方式的选择亦应考虑结肠的淋巴回流规律。

盲肠、升结肠和横结肠近端的淋巴输出管回流至肠系膜上动脉淋巴结，横结肠远端、乙状结肠和直肠的淋巴输出管回流至肠系膜下动脉淋巴结。此外，如果横结肠远端或结肠脾曲血供来自于中回肠动脉，附近的淋巴回流至肠系膜上淋巴结。

结肠直肠癌时的淋巴结根治术要清除肿瘤位置附近最容易发生癌转移的淋巴结。肿瘤如果累及直肠和乙状结肠，要清除肠系膜下动脉的结肠终端前淋巴结并在根部或左结肠动脉起始部以下位置结扎肠系膜下动脉。日本结肠和直肠癌协会有详细描述的结肠内与肿瘤原发位置相关的淋巴结分组。

六、结肠的神经支配

（1）交感神经：结肠的交感神经主要来自肠系膜上丛和肠系膜下丛。肠系膜上丛为腹腔丛向下的连续，位于肠系膜上动脉的根部。神经丛的上部有肠系膜上神经节，来自脊髓第10胸节至第3腰节侧角内的交感神经节前纤维至此节交换神经元，节后纤维形成次级的神经丛，伴随肠系膜上动脉的分支分布于盲肠阑尾、升结肠和横结肠右半（右半结肠）。肠系膜下丛位于肠系膜下动脉根部，丛内有肠系膜下神经节。来自脊髓第1～3腰节侧角的交感神经节前纤维至此交换神经元，节后纤维形成次级的神经丛，随肠系膜下动脉的分支分布于横结肠左半、降结肠、乙状结肠和直肠上部（左半结肠）。

（2）副交感神经：右半结肠的副交感神经一般认为来自右迷走神经的腹腔支。该支参加腹腔丛和肠系膜上丛后，伴肠系膜上动脉及其分支，分布至盲肠阑尾、升结肠及横结肠右半。左半结肠的副交感神经来自脊髓第2～4骶节侧角，经骶神经出脊髓后合成盆内脏神经至下腹下丛，与交感神经相混。这些神经纤维除分布于直肠、膀胱等盆腔器官外，其中部分纤维向上行，经上腹下丛到肠系膜下丛，伴肠系膜下动脉及其分支，分布于结肠脾曲、降结肠、乙状结肠及直肠上部。

（3）结肠传入神经：结肠的传入神经纤维混合在交感与副交感神经（迷走神经或盆内脏神经）中，其神经细胞体在脊神经节或脑神经节内。一般来说，大肠的痛觉是经交感神经传导的，这种纤维的神经元在脊神经节内，并经后根入脊髓。结肠的痛觉传导纤维经胸、腰内脏神经。有人研究发现，切除右侧交感神经以后，刺激在正常时可引起疼痛的右半结肠，却发生痛觉丧失，向远侧可达横结肠中部。但在横结肠左半、结肠脾曲及降结肠上部仍可引起疼痛。切除左侧交感神经以后则相反,牵拉髂嵴以上腹腔左侧的结肠不发生疼痛,而牵拉或电刺激右半结肠可引起疼痛,并在右下腹引起牵涉痛。在左侧交感神经切除后,降结肠以下的肠管痛觉丧失范围至肛门以上16cm处(相当于直肠与乙状结肠结合部),在此平面以下则痛觉仍存在。这是因为直肠的痛觉纤维及反射性传入纤维均经盆内脏神经(副交感),而不是交感神经。

七、结肠的生理功能

(一)吸收水和电解质

大肠的主要功能之一是吸收水分、电解质和储存粪便。吸收以右半结肠为主,因其内容物为液体、半液体及软块样,故主要吸收水分、矿物质、气体、少量的糖和其他水溶性物质,不能吸收蛋白质和脂肪。正常情况下,大肠每天从内容物中吸收水分1350mL,而由粪便排出的仅含水分100～200mL和少量电解质。

大肠各部分的吸收能力大小不一。右结肠的吸收能力最强,其余依次为横结肠、降结肠,吸收能力逐渐降低,直肠的吸收能力已微不足道。末段30cm回肠在水分的吸收上起重要作用,手术时应视情况予以保留。如家族性腺瘤病患者采用"全结肠切除,回肠造瘘"或"全结肠切除,回-直肠吻合"治疗时,术中应尽可能保留此末端30cm的回肠。术后其水分吸收的代偿机制为:肠管扩张,黏膜绒毛增生,运动迟缓。这种所谓的"小肠结肠化"过程,需18个月才能完成。

进入大肠腔内的粪流中,正常人每天从大肠吸收55～70mmol钠,28～34mmol氯。直肠癌全盆腔清除时,如乙状结肠代膀胱,术后尿液中排出的氯在乙状结肠可再吸收,故可能引起高氯性酸中毒。

大肠中细菌分解大便成分而产生的一些毒性产物,如吲哚、胺素、氨、酚、硫化氢也可在大肠被吸收,但在肝脏可被解毒。如果肝病患者肝脏解毒功能低下,或有毒物质产生过多时,就有可能产生如肝性脑病一类的自身中毒症状。

(二)运动传输功能

大肠运动少而缓慢,对刺激的反应也较迟缓,这些特点对于大肠作为粪便暂时的储存所是适合的。

1. 运动方式

运动方式可分为袋状往返运动、分节推进运动、多袋推进运动和蠕动。后两种运动能使大肠内容物向前推移较大的距离。这些运动方式所产生的频率,可根据人类生理情况而不同。一般来说,空腹对袋状往返运动产生频率较高,而餐后或副交感神经兴奋时,则分节推进运动、多袋推进运动和蠕动产生的频率增加。

(1)袋状往返运动:由环行肌无规律地收缩所引起,使肠壁各个不同部位的黏膜反复向肠腔皱褶。它的作用可以促进内容物的混合和向两个方向做短距离的移位,但并不向前推进。这是在空腹时最多见的一种运动方式,进食或副交感神经兴奋,这种运动就减少。

(2)分节推进运动:是一个结肠袋收缩,其内容物被推移到下一段的运动,有时可以发生向相反方向的运动。虽然结肠分节性收缩,在理论上可将肠内容物挤向上、下两端,但实际上肠内容物是朝肛门端移动,因为这种运动向下移动的距离较大,而逆向推移距离只有向下推移距离的1/3～1/2。

据报道，有长达 18cm 的一段结肠可产生分节推进运动。结肠也有像小肠那样的分节推进运动，收缩时结肠内压升高，可达 1.33～8.0kPa，略高于直肠肛门内压。分节推进运动的频率：盲肠和升结肠略高于远端结肠，后者又略高于直肠。因此，分节推进运动也可将肠内容物缓慢地向肛门推送。

睡眠时分节推进运动立即减少或消失，散步可使其恢复。进食可立即引起分节推进运动，它是增加结肠分节推进运动的主要生理性刺激，停止进食尚可持续 30 分钟。分节推进运动受胆碱能刺激，可通过 5-羟色胺、前列腺素 E 和摄论而增强。但阿托品、儿茶酚胺及睡眠可使之减弱。

（3）多袋推进运动：是一种进行较快、推进较远（可达 15cm）、收缩强烈的运动。每天发生 2～3 次。常从结肠肝曲开始，将大便推送到左结肠，此类运动一般在进食后、谈论食物和排便时发生。进食后发生者又称为"胃-结肠反射"。如果此反射过分敏感，则每餐之后均有排便活动，此多见于儿童。正常人的结肠向前运送速度为 5cm/h，进食后为 10cm/h。钡剂后 4.5 小时入盲肠，4.5～6 小时到结肠肝曲，6～9 小时到结肠脾曲，11 小时到降结肠，18 小时到盆肠。24 小时后开始排出。但运送时间可因钡剂量不同，及其他因素和情绪影响而有所差异。

（4）蠕动：是消化道管壁顺序舒缩向前推进的一系列波形运动。内容物后方的肠肌收缩，前方的肠肌宽息，形成蠕动波，将内容物向前缓慢推进。一般可使粪块以 1～2cm/min 的速度向前推进。后端因肌肉收缩可使肠腔闭合并将其中内容物挤走，处于闭合状态的肠壁可持续 5 分钟以上，甚至达 1 小时之久。结肠也可逆蠕动。

2．运动调节

结肠运动至少受下列 4 种因素的调节。

（1）肌源性调节：肌电图研究揭示，结肠平滑肌细胞在相对静息状态下，细胞膜的电位很不稳定，出现缓慢的节律性波动，称为慢波或基础电节律。慢波沿肠肌传播并不引起肠肌收缩，但在慢波的基础上受到机械牵拉以及神经或化学物质作用时，可使慢波进一步除极化，暴发动作电位，通过兴奋-收缩耦合作用，使肠肌收缩。一些化学物质如乙酰胆碱、组胺、P 物质和 5-羟色胺等即通过这一作用途径来提高结肠的自动节律性活动，而肾上腺素和去甲肾上腺素则可降低结肠平滑肌的活动。

（2）内在神经丛的调节：内在神经丛主要是肌间神经丛和黏膜下神经丛，有神经节细胞在肠壁内组成网络，构成一个简单的整合系统，调节肠肌的运动。内在神经丛对肠肌运动的调节有 2 种方式。一种是肠腔黏膜受到机械性刺激时，传入冲动到达内在神经丛，经过整合以后，对肠肌的运动起调节作用，使刺激点后方的肠管收缩加强而刺激点前方的肠肌运动受抑制，肠管宽息。其结果是蠕动波沿着一定的方向推动内容物前进。如果另一种是机械刺激肠壁的肌肉层，可引起受牵拉部位上下方的肠管运动受到抑制。

（3）外在神经调节：外在神经指支配结肠的交感神经和副交感神经。一般来说，前者对结肠运动有抑制作用而后者有兴奋作用。

（4）激素调节：乙酰胆碱、促胃液素抑胃肽（GIP）等均可加强结肠的运动和加速其排空。目前认为进食后引起结肠运动增强，可能是一个包括神经反射和胃肠激素在内的复合过程。

（三）细菌与气体的作用

正常人的消化道中含 150mL 气体，其中 50mL 在胃内，100mL 在大肠内，小肠内几乎没有气体。大肠内的气体 60%～70%是经口吞入的空气的残余，其余则为细菌发酵的产物。据研究，平均每天有 1000mL 的气体排出肛门，如果某段大肠发生梗阻或蠕动停滞，则很快发生气体积存而引起肠胀气。

由于大肠细菌发酵产生的气体中含氢气及甲烷（质量分数分别为 0.6%～47%及 0～26%），它们为易爆气体，两者在空气中可引爆的质量分数分别为 4%～75%及 5.3%～14%。Ragins 测定 14 例未做肠道准备的患者直肠中的气体构成，发现 2 例含甲烷，而且均已达易爆浓度；6 例含氢气，其中 4 例达易爆浓度，故 42.8%被检者的直肠中含易爆浓度的气体。经结肠镜做电灼等操作时引起致命的爆炸事故已有许多报道，临床医师务必予以注意。Ragins 发现，术前经过肠道准备（24 小时不产气的清流质、泻药导泻或灌肠）的患者，其结肠中均未发现有爆炸性气体。他们在 900 余例结肠息肉患者中，术前先做肠道准备，在结肠镜行息肉电切时虽均未用 CO_2 吹张，但无一例发生爆炸。当然，如在电切前先吸净肠段腔内的气体，或者再注入一些 CO_2 则更可确保万无一失。

大肠内的细菌只要来自空气和食物，并由口腔入胃，最后到达大肠。大肠内的酸碱度和温度等环境对一般细菌的繁殖极为适宜，所以细菌得以在这里大量繁殖。由于结肠内缺氧，因此细菌以厌氧性菌群为主，其中无芽孢厌氧菌、杆状菌占 99%以上，主要为脆弱类杆菌、成人双歧杆菌、好气真杆菌，其余为大肠埃希菌、草绿色链球菌、唾液链球菌、乳酸杆菌，此外，还有少量的费隆球菌、杆菌、陈球菌、陈链球菌、梭状芽孢杆菌、粪链球菌以及大肠埃希菌以外的肠杆菌，如克氏菌属变形杆菌等。正常情况下，肠道细菌可以利用食物残渣合成人体所必需的维生素，如硫胺素、核黄素以及叶酸等 B 族维生素和维生素 K。如食物中缺乏维生素时，它们在大肠内的合成吸收常可予以补偿，因此对人体的营养均衡具有重要意义。若长期使用广谱抗生素，肠内细菌被大量抑制和杀灭，就可能引起体内 B 族维生素和维生素 K 的缺乏。

有些研究认为，大肠内某些细菌可能与大肠癌的发病有关。这些细菌产生的酶，如 β-葡萄糖酸苷酸酶、β-葡萄糖苷酶、硝基还原酶、偶氮还原酶、7α-脱羟酶和胆固醇脱羟酶，作用于大肠内某些内容物或成分，可生成致癌物质，诱发大肠癌的发生。如对一些地区的结肠癌调查结果发现，结肠癌发病率高者，粪中胆汁酸的浓度较高，核脱氧梭芽孢杆菌的数量亦增多。

第二节　直肠解剖与生理

一、直肠的部位及形态

直肠是消化管的末端，位于盆腔内。上端在第 3 骶椎平面与乙状结肠相连，向下沿骶骨和尾骨屈曲，在齿线与肛管相连。成人直肠长 12～15cm。直肠上端管径大小似结肠，下端扩大成直肠壶腹，是粪便排出前的暂存部位，最下端变细接肛管。直肠壶腹的前壁向前凸出，后壁沿骶骨前方弯曲前下行，与肛门形成一个几乎呈直角的弯曲，叫直肠骶曲。然后直肠绕过尾骨尖，转向后下方，在肛管处又形成一个弯曲，叫直肠会阴曲。在额状面，直肠有向左右方向凸出的弯曲。直肠的这些弯曲在乙状结肠镜检查时，必须注意这些弯曲，以免损伤直肠壁，所以要求方向先指向脐部，过肛管后再指向骶骨岬，才能顺利到达直肠壶腹。

直肠外面为盆脏筋膜包被,形成直肠筋膜,其后面为骶前筋膜。它与骶骨前面之间又有骶前静脉丛。直肠筋膜与骶前筋膜之间有一层疏松结缔组织,直肠切除术时经此层进行分离。注意勿伤骶前筋膜,否则会导致骶前静脉丛出血。

二、直肠的邻近器官

直肠的前面与全部盆腔脏器相邻。这些脏器大部包有腹膜。在男性,腹膜反折线以下的直肠前面相邻的器官,由下向上依次为前列腺、精囊腺、输精管壶腹、输尿管和膀胱壁。所以外科常通过肛指检查,隔着直肠前壁触摸上述诸器官以诊断疾病。腹膜反折线以上的直肠前面,隔着直肠膀胱陷凹与膀胱底的上部与精囊腺相邻,有时回肠袢和乙状结肠沿着直肠壁伸入直肠膀胱陷凹内。在女性,腹膜反折线以下,直肠直接位于阴道后壁的后方;腹膜反折线以上,直肠隔着直肠子宫陷凹与阴道穹窿(后部)及子宫颈相邻,陷凹内还常有回肠袢和乙状结肠伸入。

直肠的后面借疏松结缔组织与骶椎、尾骨、肛提肌和肛尾韧带等相连。在疏松结缔组织内有骶丛、交感干、骶中血管、直肠上血管和骶淋巴结等。直肠后壁与骶骨间距离,X线测量,正常为0.2~1.6cm,多数在1.0cm以下,平均为0.7cm。

直肠两侧的上部为腹膜形成的直肠旁窝,窝内常有回肠袢或子宫附件伸入,左侧更容易有乙状结肠。直肠两侧的下部即直肠旁窝的下方,与交感神经丛、直肠上动脉的分支、直肠侧韧带、尾骨肌及肛提肌接触。

三、直肠的主要区域标志

(1)直肠瓣:是直肠壶腹内呈半月形的黏膜横皱襞。直肠瓣宽1.4cm、长3cm,相当于直肠圆周的2/3。一般有3个,最上方相当于直肠和乙状结肠交界处,位于左侧壁,距肛门11cm。中瓣与腹膜反折平面相对,位于右侧壁,距肛门9.6cm。下瓣位于左侧壁,距肛门8cm。当直肠充盈时,该瓣常可消失,而排空时则较显著。其功能可能是支持直肠内粪块,并使粪便旋下行以延长其运行至肛门的时间。了解直肠瓣的数目和位置及距肛门的距离,便于做乙状结肠镜时,能确定肿瘤与腹膜腔的位置关系。

(2)直肠壶腹:临床一般把肛门外口向上15cm定义为直肠。其管腔口径与乙状结肠相同,其下部膨大,称作直肠壶腹,具有储存粪便的生理功能。与乙状结肠不同的是,直肠没有结肠袋、肠脂垂和系膜。结肠带在直肠与乙状结肠连接处的上方5cm处,形成2条肌性带,沿直肠前后壁内下降。肌性带进而相融合并形成环行的纵肌,并存在于直肠的全段。在直肠壶腹,前方的纵行肌纤维向前越过会阴体,形成肌性的直肠尿道部。另外,两层平滑肌层从第2、3尾骨前方前下越过,在肛管后壁位置和纵行的肌纤维一起弯曲形成直肠尾骨肌。

四、直肠的血管分布

1. 直肠的动脉

(1)直肠上动脉(痔上动脉):是肠系膜下动脉的终末血管,即肠系膜下动脉跨越左髂总动脉以下的部分。该动脉的起点平面多数平第1骶椎(占53.3%)。主干经乙状结肠系膜的两层间进入盆腔,至第3骶椎高度在直肠后壁的中部分为左、右2支,动脉分支平面可有个体差异。直肠上动脉的分支最初在直肠的后面,以后绕至外侧,每支再分数支穿直肠壁达黏膜下;其终末支相互吻合,并与痔中、下动脉的分支在齿线以上亦有吻合。直肠上动脉左、右支之间无肠壁外吻合,即直肠的前、后壁中线各有一乏血管区，这可能是直肠低位前切除术肠瘘发生率高的原因。

（2）直肠下动脉（痔中动脉）：是髂内动脉的分支，在腹膜下向前内行，经直肠侧韧带达直肠下段的前壁。动脉的变异很大，两侧直肠下动脉很少出现对称性起源、同等的长度和一样的行程或两侧数目相等的情况，有时甚至缺如或多达2～3支。动脉管径一般很小（0.1～0.25cm），断裂后不致引起严重出血；但有10%的病例其出血也可能很剧烈，故手术时也应予以结扎。

（3）肛门动脉（痔下动脉）：起自阴部内动脉，经坐骨直肠窝外侧壁上的Alcock管至肛管，主要分布于肛提肌、内外括约肌和肛周皮肤，也分布至下部直肠。肛门动脉与痔中、上动脉与对侧的血管虽也有吻合支，但一般很细小，不致引起大出血。两侧肛门动脉在肛后联合处有85.4%的人无吻合，致使该处组织的血管密度较前联合和两侧为低，形成乏血管区；内括约肌内血管呈垂直方向进入肌纤维，内括约肌痉挛性收缩时可压迫血管，更易加重肛后联合的缺血现象。故肛门动脉的局部供血特点，可能是原发性慢性肛裂好发于肛后联合的原因之一。

（4）骶中动脉：起自腹主动脉分歧部上方1cm处的动脉后壁，沿第4、5腰椎和骶尾骨前面下降，行于腹主动脉、左髂总静脉、骶前神经、痔上血管和直肠的后面，其某些终末分支可沿肛提肌的肛尾缝下降至肛管和直肠。骶中动脉在外科上的意义是，切除直肠时将直肠由骶骨前面下拉，并在与尾骨分离时，切断此动脉有时会引起止血困难。

2．直肠的静脉

直肠静脉丛围绕直肠，并从前面与膀胱静脉丛（男性）和子宫阴道静脉丛（女性）相连接。直肠静脉丛由内外两部分组成。

（1）内静脉丛：即黏膜下静脉丛。位于直肠和肛管黏膜上皮深面；静脉丛呈横行环状排列，其旁支穿直肠肌层，齿线以上的肛管黏膜下丛又名内（上）痔丛；齿线以下的管静脉丛，称外（下）痔丛，位于直肠肌层表面和肛门皮下，由肛管壁内静脉、肛周静脉、直肠静脉、直肠壁外静脉汇集而成，沿外括约肌外缘连成一个边缘静脉干。在肛管内，直肠内静脉丛具有纵行的膨大部分，在紧靠肛瓣上方通过环形的横行分支相互连接。这些膨大部分在肛管的左外侧部、右前外侧和右后外侧部最明显。直肠内静脉丛主要将血流引至直肠上静脉，但与直肠外静脉丛具有广泛的吻合。

（2）外静脉丛：即外膜下静脉丛。位于直肠肌层的外面，较黏膜下静脉粗大，由稀疏、不规则的斜行静脉相互交织而成。内痔丛的旁支在此汇成直肠上静脉（痔上静脉），经肠系膜下静脉入门静脉；外痔丛分别汇入直肠上静脉、直肠下静脉和肛门静脉。直肠外静脉丛下部向下通过直肠下静脉将血液引至阴部内静脉，中经直肠中静脉回流至髂内静脉，其上部回流至直肠上静脉。它是肠系膜下静脉的起始端，通过直肠静脉丛建立了门静脉系和体静脉系之间的交通。

直肠上静脉（痔上静脉）：来自直肠内静脉丛。直肠上静脉的属支以6条静脉的形式走行于直肠黏膜下层内。其静脉的直径相对较大。之后其在距肛门口7.5cm的位置进入直肠壁。这些静脉联合并形成了直肠上静脉。后者在直肠筋膜和乙状结肠筋膜的根部与直肠上动脉伴行，并越至中线的左侧，并延续呈肠系膜下静脉。

直肠中静脉：沿着直肠中动脉走行，并在盆外侧壁注入髂内静脉前支。

直肠下静脉（痔中静脉）：位于齿线以下的肛管皮肤下层，是外痔的好发部位，直接或经阴部内静脉流入髂内静脉。

（3）肛门静脉（痔下静脉）：包绕肛管，由阴部内静脉注入髂内静脉，最后入下腔静脉。

（4）交通支：直肠上、下静脉间有广泛交通。黏膜下静脉丛的分布较均匀，故交通支的确切部位不易识别；而在直肠下 1/3 的外膜内，上述 2 条静脉间的交通部位却很明显。

五、直肠的淋巴组织

1．壁内系统

直肠壁内丛位于黏膜、黏膜下、肌间和外膜下。壁内各淋巴管丛相互连通，出肠壁后在直肠外面形成广泛交通的淋巴管丛，汇入壁外系统。

直肠以中直肠瓣分为上、下两部：下部直肠因失去腹膜，原浆膜下丛为直肠淋巴窦所代替，并与盆脏筋膜各部密切联系，对直肠、乙状结肠的淋巴引流特别重要。此区壁内丛淋巴可沿上、中、下 3 条途径回流。而上部直肠的壁内丛淋巴仅经上行路回流。此种差异对直乙肠部肿瘤的转移和手术有重要意义。例如，中直肠瓣以上的直肠癌，通常沿直肠上动脉向上转移；而中直肠瓣区的低位直肠癌则沿直肠下动脉向外侧转移。

2．壁外系统

直肠壁外淋巴管主要沿以下 3 个方向走行。

（1）上行路：最重要，引流上部直肠、乙状结肠和降结肠下部的淋巴，主要淋巴管及淋巴结沿肠系膜下血管及其分支排列。

（2）侧行路：位于腹膜下沿血管神经鞘向两侧走行。重要的淋巴结群位于血管的分歧处。

（3）下行路：引流末端直肠的淋巴向下穿行肛提肌，与坐骨直肠窝内的淋巴管相交通，入髂内淋巴结。

六、直肠的神经支配

直肠基本由肠系膜下神经丛控制。交感和副交感纤维形成了神经丛，并沿直肠上动脉分支走行。直肠中神经丛也由部分神经纤维支配直肠，其沿直肠中动脉走行。这些神经都来自下腹下神经丛。

七、直肠的生理功能

（1）分泌：直肠黏膜的杯状细胞可分泌黏稠的呈碱性反应的腺液，对粪便有润滑作用，可保护直肠、肛管免被粪便损伤。从黏膜表面给予杯状细胞直接刺激，或刺激副交感神经后，可致黏液分泌量增加，所以炎性刺激和情绪紊乱而引起副交感神经兴奋时，可引起黏液便和排便次数增加。

（2）贮袋功能：结肠可容许其中粪便体积和压力的增加，只有当其超过某一极点时，方激起肠管蠕动，此即所谓贮袋功能。此种功能的维持主要依赖于：①机械性因素，乙状结肠外侧角和 Houston 瓣有阻止或延缓粪便向前推进的作用，粪便的重量可增强此角度的栏栅作用。②生理性因素，直肠的运动频率和收缩波幅均较高于乙状结肠，这种反方向的压力梯度，可阻止粪便下降，对维持直肠经常处于空虚和塌陷状态是必要的，对少量稀便和气体的控制是重要的。若结肠的贮袋功能遭到破坏，则结肠内粪便不能进入直肠，而直肠内粪便又不能借逆蠕动返回结肠，势必造成直肠粪便堆聚，压力上升，排便反射及便意频频不断，而外括约肌和耻骨直肠肌收缩为时过久而不能坚持，则必然引起失禁。

（3）直肠顺应性：顺应性是以单位时间压力容积变化（顺应性＝$\Delta V/\Delta P$）来表示器官膨胀能力的适应性。直肠比乙状结肠更具有伸缩性，直肠这种较大的顺应性，可以将粪便贮存到条件许可时排便。顺应性减低可导致排便量少或排便次数增多，顺应性高则表示对扩张的阻力低或被扩张性高，反之则相反。直肠顺应性通常是用扩张直肠的方法来测定的。

（4）排粪：正常人排便时，结肠远端和直肠的纵行肌收缩，使直肠变短，并消除了结肠远端和直肠之间的角度；这时直肠内压力升高，肛内、外括约肌舒张；此时膈肌下降到深呼吸的位置，以增加腹腔内压，加上腹壁肌用力收缩，可使腹内压进一步增加。升高腹内压有双重效果，即压迫直肠帮助排便及刺激肛提肌收缩。此时漏斗形的肛提肌移成扁平位并被抬高，向外侧牵拉裂隙韧带，拉开肛管上（入）口。同时，肛门悬带收缩，上提外括约肌皮下部分以打开肛管下（出）口。联合纵肌收缩时可缩短并开放肛管上口，使肛直肠角变钝或消失，此时肛管与直肠呈一直线，以利于粪便泵出。直肠肌收缩和腹内压增加均使直肠内压上升，不过只有直肠肌收缩引起的直肠内压升高才能开放肛管以允许排便。因为它能导致反射性内括约肌放松和肛直肠角变大。除非直肠肌收缩，否则再用力使腹内压升高也不能开放肛管。因此，排便动作开始，直肠内压升高必须是粪便进入直肠后反射性直肠肌收缩的结果。

第三节　肛管解剖与生理

一、肛管的部位
肛管是直肠壶腹下端至肛门之间的狭窄部，成人的肛管长 3~4cm，前壁较后壁稍短。在活体，由于括约肌经常处于收缩状态，故管腔呈前后位纵裂体。排便时则扩张成管状。

二、肛管的邻近器官
肛管的上界平面：在男性，与前列腺尖齐高；在女性，与会阴齐高。肛管周围包有内、外括约肌、联合纵肌和肛提肌。肛管的长轴指向脐，它与直肠壶腹之间形成向后开放的夹角，称肛直肠角，为 90°~100°。肛管的前方与会阴体接触。在男性，借会阴体与尿道膜部、尿道球和尿生殖膈后缘相邻；在女性，借会阴体与阴道前庭、阴道下 1/3 部相邻。后方借肛尾韧带连于尾骨，两侧为坐骨直肠窝。

三、肛管主要区域标志
（1）齿线：是肛管内面沿肛瓣根部的一锯齿状的环形线，由于它是黏膜和皮肤相移行过渡的分界，故又称黏膜皮肤线。齿线距肛缘 2cm，在内括约肌中部或中下 1/3 交界处平面上。齿线上、下方的上皮、血管、淋巴和神经的来源及回流完全不同。①上皮：齿线以上为消化管黏膜，即单层立方或柱状上皮。齿线以下为皮肤，即移行扁平上皮和复层扁平上皮。故齿线以上的直肠癌多数为腺癌，齿线以下的肛门癌则多为鳞状细胞癌。②血管：齿线以上动脉为来自肠系膜下动脉的直肠上动脉（痔上动脉）和来自髂内动脉的直肠下动脉（痔中动脉）。静脉为痔内静脉丛，汇集成直肠上静脉（痔上静脉），属门静脉系。直肠下静脉（痔中静脉）入髂内静脉。齿线以下的动脉为来自阴部内动脉的肛门动脉（痔下动脉）。静脉为痔外静脉丛，汇集成肛门静脉（痔下静脉）注入髂内静脉，最后入下腔静脉。③淋巴管：齿线以上的淋巴管沿直肠上血管达肠系膜下淋巴结，进而至腰淋巴结。齿线以下的淋巴管入腹股沟淋巴结。故肛门癌的转移先至腹股沟淋巴结，而直肠癌是向腹腔内转移。④神经：

齿线以上为自主神经支配，无痛觉。齿线以下则由脊神经（肛门神经）支配，疼痛反应很敏锐。疼痛与出血是肛门病的两大症状，具有重要诊断意义。无痛出血表示病变在齿线以上，如一期内痔和直肠腺癌；疼痛伴出血则表示病变在齿线以下。

（2）肛直线：距齿线上方 1.5cm，是直肠柱上端的连线。指诊时，手指渐次向上触及狭小管腔的上缘即达该线的位置。此线与内括约肌上缘、联合纵肌上端以及肛管直肠肌环上缘的位置基本一致。

（3）直肠柱：或称肛柱，为肠腔内壁垂直的黏膜皱襞，有 6～14 个，长 1～2cm、宽 0.3～0.6cm，在儿童比较显著。直肠柱是肛门括约肌收缩的结果，当直肠扩张时此柱可消失。直肠柱上皮对触觉和温觉刺激的感受甚至比齿线下部肛管更敏锐。各柱的黏膜下均有独立的动脉、静脉和肌肉组织。直肠柱越向下越显著，向上渐趋平坦。

（4）肛瓣：各直肠柱下端之间借半月形的黏膜皱襞相连，这些半月形的黏膜皱襞称肛瓣，有 6～12 个，肛瓣是比较厚的角化上皮，它没有"瓣"的功能。当大便干燥时，肛瓣可受硬便损伤而被撕裂。

（5）肛隐窝：或称肛窦，是位于直肠柱之间肛瓣之后的小憩室。它的数目、深度和形状变化较大，一般有 6～8 个，呈"漏斗"形，上口朝向肠腔内上方，窝底伸向外下方，深度为 0.3～0.5cm，在窝底或肛瓣上有肛腺的开口。

（6）肛腺：共有 4～18 个。每一个肛腺开口于一个肛隐窝内；2～4 个肛腺同时开口于一个肛隐窝内者也不少见。肛隐窝并不都与肛腺相连，有半数以上（60%）的肛隐窝内没有肛腺开口，有少数肛腺可直接开口于肛管和直肠壁。肛腺多集中于肛管后部，两侧较少，前部缺如。腺管长 2～8cm，由肛隐窝底开口处向下延伸 1～2cm，即沿各个方向呈葡萄状分支。据统计，肛腺导管与齿线呈垂直状排列者占 65%；不与齿线垂直者占 35%；其中导管走向在齿线下方者占 68%，在齿线上方者占 28%，部分在齿线上、部分在齿线下者占 4%。肛腺和肛隐窝在外科上的重要性在于它们是感染侵入肛周组织的门户，95% 的肛瘘均起源于肛腺感染。

（7）肛乳头：呈三角形小隆起，在直肠柱下端，沿齿线排列，共 2～6 个，基底部发红，尖端灰白色，高 0.1～0.3cm，肥大时可达 1～2cm。肛乳头由纤维结缔组织组成，含有毛细淋巴管。表面覆以皮肤。肛乳头的出现率为 13%～47%。

（8）肛垫：是位于肛管和直肠的组织垫，由动静脉吻合（窦状静脉）、结缔组织和 Treitz 肌三部分组成。它的主要功能是协助括约肌关闭肛门。Treitz 肌是由联合纵肌穿内括约肌进入黏膜下层的纤维，在内括约肌的内侧面，形成一层由胶原纤维、弹性纤维与平滑肌纤维相混合的纤维肌性组织。肛垫内动静脉吻合调节障碍、Treitz 肌退行变性，可导致肛垫肥大或脱垂，即谓痔。

四、肛门括约肌

1. 肛门内括约肌

是一层环状的肌层，由斜行排布的平滑肌纤维构成，并与直肠的环形肌相连续，呈珠白色。其上界平肛管直肠肌环平面，下达括约肌间沟，包绕肛管上 2/3 部。肌束为椭圆形，连续重叠呈叠瓦状排列。上部纤维斜向内下，中部逐渐呈水平，下部有些纤维稍斜向上。下端最肥厚，形成一条清楚的环状游离缘，有联合纵肌的弹性纤维环绕。它终止在外括约肌的浅表和皮下成分交汇处。其厚度不一（1.5～3.5mm），主要取决于肛管内的高度以及肛管是否有扩张。女性比较薄，并随着年龄的增长而增厚，其也可能由于某些疾病而增厚，如直肠下垂和慢性便秘。括约肌的下部被来自联合纵膜的肌纤维穿过，这些肌纤维进入肛管下段的黏膜下层。

2. 肛门外括约肌

是一横纹肌形成的骨骼肌管复合体，主要包含了 I 型骨骼肌纤维（慢抽搐纤维），这与其收缩期的延长相一致。尽管既往认为外括约肌由皮下层、浅表层和深层 3 层组成，外括约肌形成了一个独立的功能和解剖的整体。

（1）皮下层：宽 0.3～0.7cm，厚 0.3～1.0cm。肌束环绕肛门呈圆形，可触知，肌束稍向外排列，或与内括约肌在同一垂直平面构成肛管下端的侧壁。皮下部的上缘与内括约肌下缘相邻，两者之间有联合纵肌纤维构成的肛门肌间隔穿行至肛管皮下，与括约肌间沟相应。

（2）浅表层：宽为 0.8～1.5cm，厚为 0.5～1.5cm。位于皮下部外侧稍上方，在外括约肌深部与皮下部之间，肌束呈梭状环绕肛管中部，为外括约肌中最大最长和收缩力量最强的部分，其后部肌束附着于尾骨后外侧面，构成肛尾韧带的重要成分。外括约肌浅部和皮下部级解剖学排列，对括约肌修复术以及肛瘘、肛裂手术都非常重要。外括约肌浅部之上、深部之上有前后 2 个间隙，女性的间隙部明显。

（3）深层：宽为 0.4～1.0cm，厚为 0.5～1.0cm。肌束呈圆形，环绕内括约肌和直肠纵肌层的外面。其后部肌束的上缘与耻骨直肠肌后部密切接触，两者常不易分开。外括约肌的深部前方游离，有部分纤维交叉向外延伸与会阴深横肌连续，止于坐骨结节。大部肌束与耻骨尾骨肌沿直肠前壁延伸的纤维联合，构成肛管直肠肌环的前部。

直肠内超声和 MRI 显示外括约肌上部的纤维和耻骨直肠肌最下部的纤维相融合。在前方，一些外括约肌上部的纤维互相交叉进入会阴浅横肌；在后方，一些纤维附着于肛尾缝上。外括约肌的中间纤维的大部分都围绕着内括约肌的下部，此部分在前面附着于会阴体，后面通过肛尾缝附于尾骨。来自两侧括约肌的一些纤维也在此处交叉，并在前中线和后中线形成结合。下段的纤维位于括约肌平面之下，并借黏膜下层和最下端的肛门上皮相分隔。

肛门外括约肌的长度和厚度在不同的性别有所不同。在女性，前部较短，管壁略薄，管腔犹如一个不对称的锥体。耻骨直肠肌和球海绵体肌在腹膜下部的外括约肌处相融合。在男性，外括约肌与腹膜中央点相分隔，正是在此处，耻骨直肠肌与球海绵体肌相融合。因此，在外括约肌和腹膜之间存在一个外科学的裂隙。

五、肛管的血管分布

（1）动脉：供给肛管的动脉来自直肠上动脉的终末支，阴部动脉的直肠下支以及髂正中动脉的分支。供给肛管内层的动脉并不是完全相同的。前方，特别是后方的中线上皮的血供相对肛管两侧的血供较差。这也是慢性肛裂无法愈合的原因。肛管内括约肌血供来自直肠上血管的终末支和直肠下血管的分布。外括约肌的血供来自直肠下血管的终末支和髂正中动脉的小分支。

（2）静脉：肛管上部黏膜，内括约肌以及联合纵膜的静脉血液通过直肠上静脉回流入肠系膜下静脉。肛管下段和外括约肌的静脉血液通过阴部静脉的直肠下支回流入髂内静脉。

六、肛管的淋巴结组织

肛管的淋巴结组织以齿线为界，分上、下两组。

（1）上组：包括肛管黏膜部与内、外括约肌之间的淋巴网。向上与直肠淋巴网，向下与肛门周围淋巴网相连，其中以直肠柱内的淋巴网最密集。此组淋巴管的走行有 3 个方向：①多数沿直肠上血管向上行，汇入该动脉起始部的淋巴结；②少数沿骶外侧动脉向外上方走行，入髂内淋巴结；③齿线稍上方的淋巴管向外行，沿肛门动脉经坐骨直肠窝入阴部内动脉周围的淋巴结。

（2）下组：包括肛周皮肤和肛管皮肤部的淋巴网。由网发出的淋巴管向前外经会阴及股内侧部的皮下组织，注入腹股沟浅淋巴结。Goodsall 法则：肛门、肛周及会阴区的淋巴流向法则，即以肛门口为中心画一条横线，若肛瘘口位于横线的背侧，则肛管中央线的背侧一定有内口，且瘘管为曲线；若瘘口位于横线的腹侧，则瘘管为直线，这与肛周浅淋巴流向腹股沟淋巴结的方向有关。

七、肛管的神经

（1）内括约肌：接受交感和副交感神经系统的支配，其神经纤维来自直肠下段。交感神经源自下两个腰髓节段，形成下腹下神经丛，支配括约肌并引起括约肌的收缩。副交感神经纤维源自第 2～4 骶髓节段，通过下腹下神经丛造成括约肌的舒张。直肠受刺激后，肛门内括约肌会松弛，这提示了局部反射通路位于直肠下部感觉纤维和括约肌运动纤维之间。这种括约肌松弛也会在盆壁的躯体感觉纤维受刺激后发生。这也提示了在骶髓节段存在额外的反射通路。

（2）外括约肌：接受来自阴部神经的直肠下支的支配，其起自第 2～4 骶髓节段的神经根前部。支配外括约肌的神经有 4 种，根据它们的起源和走行可分为两组：①骶 4 会阴支和肛门尾骨神经，起止骶 4、前支，垂直穿过尾骨肌与肛提肌之间的裂隙，沿肛尾韧带外侧 10cm 处下行至肛门后端。肛门尾骨神经是尾丛的分支，分布于尾骨至肛门区的皮肤。②肛门神经和会阴神经，支配外括约肌的主要神经是肛门神经，它多数在外括约肌穿入肌肉内，而会阴神经多在肛提肌穿入肌后，下行一段距离进入外括约肌。两者均有分支支配外括约肌与邻近的肛提肌。

八、肛管的生理功能

1. 排粪

是一种反射动作。粪便进入直肠时，对直肠壁的充胀刺激所引起的传入冲动，沿盆神经和腹下神经的传入纤维传至"排便中枢"，此中枢位于骶脊髓，由中枢发出的冲动沿盆神经的副交感纤维传出，引起降结肠、乙状结肠和直肠收缩，肛门内括约肌宽息。同时，由骶髓中枢经阴部神经传出的冲动减少，肛门外括约肌宽息，结果粪便被排出体外。这是排便的脊髓反射过程。正常情况下，这一反射是在大脑皮质的控制下进行的。直肠的充胀刺激引起的传入冲动，同时还上传到大脑皮质的高级中枢，并引起便意。在大脑皮质高级中枢的参与下，其下传冲动一方面可以加强骶髓排便中枢的活动，另一方面还可以使一些骨骼肌，如腹肌、膈肌等的收缩加强，腹内压增加，促进排便。但如果这时环境情况下许可，大脑皮质下传的冲动可以抑制骶髓排便中枢的活动，使括约肌的收缩增强，结肠稍为宽息，排便暂时受到控制。在病理情况下，如中枢神经系统损伤，骶髓排便中枢与大肠的神经联系被离断以后，排便动作虽然仍可发生，但变为无力而不完全，而且不受意识的控制。

正常人直肠感受粪便的充胀刺激有一定的阈值，一般当直肠内压达到 3.33～6.66kPa（25～50mmHg）时，即达到阈值，可引起便意。但如对此感受经常予以抑制，就会使直肠渐渐失去对压力刺激的正常敏感性，加以粪便在大肠内停留的时间过久，水分被吸收过多而变得干硬，于是，造成排便困难。这是便秘的常见原因之一。

2. 肛管的自制力

正常人处于静息状态下肛管周围括约肌保持一定的收缩压力，阻止粪便泄漏，即对排便具有一定的自制力。只有较大量的内容物进入直肠时，才引起排便反射。而如果进入直肠的内容物较少，则由于自制力的作用，可对其进行调节，并不都引起排便动作。例如，给患者做直肠指检时，虽然肛管直肠部的感觉神经末梢受到一定的刺激，直肠壶腹部的压力稍有升高，但通过调节作用，直肠壶腹部迅速发生容纳性舒张，压力下降到原来水平。如果进入直肠的内容物稍多一点，则不但引起直肠壶腹部的容纳性舒张，还引起肛门外括约肌等的收缩，实现自制作用。与自制作用有关的除肛门外括约肌以外，还有肛门内括约肌和耻骨直肠肌。这3组肌肉的协调活动，对于自制作用十分重要。

（1）肛门外括约肌：属于横纹肌，一般认为它在保持肛管关闭中具有一定的重要性。肌电研究显示，在觉醒和睡眠时此肌均保持紧张性收缩，不过在睡眠时其紧张性活动减弱。关于在不同情况下此肌在维持肛管压力中所起的作用，有的研究认为，在静息时其作用较小，而当直肠突然受到内容物的充胀或扩张等刺激时，外括约肌发生反射性收缩（此时包括肌宽息），起自制作用。

（2）肛门内括约肌：属于平滑肌。静息状态下此肌以6～11次/min的频率进行收缩，使肛门直肠部关闭，构成该部位的高压力区。而当推进性波到达直肠或直肠突然受到扩张刺激时，内括约肌则发生宽息。所以内括约肌似乎有双重功能，静息时它可关闭肛门直肠部，主要起自制作用；而当直肠突然受到扩张时，则发生宽息，使肛门直肠部的压力降低。

（3）耻骨直肠肌：有的研究认为，此肌在自制作用中十分重要。用轻度扩张的方法直接刺激耻骨直肠肌，可引起强烈收缩。正常情况下，当推进性波到达直肠时，可引起耻骨直肠肌反射性收缩，以对抗推进性波的力量。

综上所述，在静息状态下，这3种肌肉协同活动，保持肛门直肠一定的压力。当集团运动的推进波到达直肠上部时，内括约肌开始宽息，使肛门直肠部压力降低，接着推进性波扩张直肠下部，引起耻骨直肠以及外括约肌反射性收缩，以重建一个比推进波的幅度高的压力区，保持自制作用。

第二章 肛肠疾病检查法

第一节 全身检查

肛门直肠疾病虽然表现为局部病变，但与人体各脏器密切相关。其中不少疾病有明显的全身变化。例如，痔核长期便血可引起贫血症状；肺部活动性结核可同时并有结核性肛瘘等。所以肛门直肠病的诊查，必须要重视局部和全身症状，综合分析而下结论。

一、望诊

在做腹部望诊前，应嘱患者排空膀胱，取低枕仰卧位，两手自然置于身体两侧，全腹要暴露完全，上自剑突，下至耻骨联合，躯体其他部分应遮盖，暴露时间不宜过长，以免腹部受凉引起不适。光线宜充足而柔和，检查者应从两个方向对患者进行检查：①站在患者的头侧，这有利于观察腹部是否对称、呼吸运动、表面器官的轮廓、肿块、胃肠型或蠕动波；②站立于患者的右侧，由上而下地观察腹部，有时为了检查出细小的隆起或蠕动波，检查者应蹲下，将视线降低至腹平面，从侧面切线位进行观察。检查者还需特别注意的是检查环境和自己手指的温度，因为寒冷的环境和用冰冷的手检查腹部时，会引起患者腹部肌肉反射性痉挛，导致诊断错误。

大肠的腹部望诊与一般腹部望诊大同小异，只是侧重点不同，特别需注意的有腹部外形、腹壁皮肤、胃肠型和蠕动波等。

（一）腹部外形

首先你要知道什么是正常的腹部外形，它是以健康成年人平卧时，前腹壁是否与肋缘至耻骨联合位于同一平面或略低于此平面，这称为腹部平坦；前腹壁稍高于肋缘与耻骨联合的平面，称为腹部饱满，常见于肥胖者或小儿；前腹壁稍低于肋缘与耻骨联合的平面，称为腹部低平，多见于消瘦者或老年人。如果不属于上述3种情况则为异常。

1. 腹部膨隆

平卧时前腹壁明显高于肋缘与耻骨联合的平面，外观呈凸起状，称腹部膨隆，又可分为以下两种类型。

（1）全腹膨隆：腹部呈球形或椭圆形，常见于下述情况：①腹水，当腹腔内有大量液体时称为腹水。由于液体具有流动性，平卧位沉于腹腔两侧，致腹部扁而宽，腹横径大于胸廓横径，临床上称之为蛙腹。当有大量腹水时可致腹内压增高，此时可见脐部突出，重者可致脐疝，此点可与肥胖正常人相区别，后者也有全腹膨隆，但他（她）们的脐部是凹陷的。腹水可见于肝硬化门脉高压症、腹膜癌转移（肝癌、卵巢癌多见）、结肠癌晚期、胰源性腹水或结核性腹膜炎等。当炎症或肿瘤侵及腹膜时，腹部常呈尖凸形，称为尖腹。②腹内积气，胃肠道内大量积气也可引起全腹膨隆，此时腹部也呈球形，但改变体位时其形状无明显变化，临床见于各种原因引起的肠梗阻或肠麻痹，还可见于中毒性巨结肠。

（2）局部膨隆：多由腹腔内病变或腹壁上肿块所致。腹腔内病变致局限性膨隆常见原因为脏器肿大、腹内肿瘤或炎性包块，不同部位的膨隆所提示疾病也不同。例如，上腹中部膨隆常见于肝左叶肿大、胃癌、胰头肿瘤或囊肿；右上腹膨隆常见于肝大、胆囊疾患（结石、肿瘤等）及结肠肝曲肿瘤等；左上腹膨隆常见于脾大、结肠脾曲肿瘤；右下腹膨隆常见于克罗恩病、回盲部结核及肿瘤及阑尾周围脓肿等；左下腹膨隆见于降结肠及乙状结肠肿瘤等。腹壁上的肿块多为皮下纤维瘤、脂肪瘤和脓肿所致，那么怎样判断其膨隆是在腹腔内抑或腹壁上？鉴别方法是嘱患者做仰卧起坐或做曲颈抬肩动作，使腹壁肌肉紧张，如肿块更加明显，说明肿块在腹壁上；反之，如果变得不明显或消失，则说明肿块在腹腔内。

2. 腹部凹陷

仰卧时前腹壁明显低于肋缘与耻骨联合的平面，称腹部凹陷，亦可分为全腹和局部凹陷。

（1）全腹凹陷：严重时前腹壁几乎贴近脊柱，肋弓、髂嵴和耻骨联合显露，使腹外形如同舟状，称为舟状腹，见于重度脱水、甲状腺功能亢进症、结核病、晚期恶性肿瘤等慢性消耗性疾病。另外，早期急性弥漫性腹膜炎可引起腹肌痉挛性收缩也可导致全腹凹陷。

（2）局部凹陷：多由于手术后瘢痕收缩所致。

（二）腹壁皮肤

（1）皮疹：不同类型的皮疹常提示不同的疾病，需特别注意的是伤寒的玫瑰疹，它是在患者发热后第6天首先出现在腹部的充血性椭圆形皮疹，对伤寒的诊断极具意义。

（2）瘢痕：对诊断和鉴别诊断也很有帮助，特别是某些特定部位的手术瘢痕，常提示患者的手术史，如右下腹阑尾切口瘢痕标志有阑尾手术史，右上腹直肌旁切口瘢痕标志有胆囊手术史。

（三）胃肠型和蠕动波

正常人腹部一般看不到胃和肠的轮廓及蠕动波形，只有当肠道发生梗阻时，梗阻近端的胃或肠段才显出各自的轮廓，称为胃型或肠型，如同时伴有该部位的蠕动加强，则可以看到蠕动波。肠梗阻时可看到肠蠕动波，小肠梗阻所致的蠕动波多见于脐部，而结肠远端梗阻时，其宽大的肠型见于腹部周边。

（四）呼吸运动

正常时男性及小儿以腹式呼吸为主，女性则以胸式呼吸为主。当有腹膜炎症、急性腹痛和大量腹水时，可致腹式呼吸减弱。

二、闻诊

医师通过鼻的嗅觉分辨分泌物和脓液的气味帮助诊断。恶臭的脓汁多为大肠埃希菌感染，分泌物多有臭味，往往是急性炎症，少而无味为慢性炎症。分泌物恶臭伴有脓血便，应考虑肠道内癌变。听声音，如肛门脓肿患者毒素吸收、高热，可有谵语、狂言。肛门癌患者剧烈疼痛，可有呻吟。实证多声高气粗，虚证多声低气微。直肠癌晚期肠腔出现不完全梗阻时，则听诊可闻及气过水声。

三、问诊

问诊在肛门疾病中占有很重要的位置。通过问诊了解病史，可帮助分析诊断。如肛瘘在肛门周围有多个外口，要问哪一个外口先破溃化脓的。通过原发外口可查到主管与内口。问脓腔初启破溃或前次手术时间，可根据时间长短来判断脓肿部位的深浅。时间长表明部位深，反之脓肿浅表。问患者既往有无结核疾患，出血素质及过敏史等，对决定治疗方案有帮助。此外，了解患者有无高血压和血液系统的疾病，尤其是凝血机制的障碍，以防手术中术后发生意外出血。对严重的心肺疾患患者和老年患者，通过问诊选择麻醉方法。如心电图提示窦性心律过速，麻醉剂最宜选择利多卡因。对胃肠疾病，如腹泻 1 天 2 次以上，或习惯性便秘等要注意通过问诊了解后，选择适当的手术时期和治疗方法。对高热、肛门灼痛，但肛门红肿热痛局部症状不明显的患者，要考虑到直肠周围有无深部脓肿。反复低热，肛门局部流稀薄脓液，如米泔水样，要考虑到结核性肛瘘。对长期原因不明的黏液便，不仅要考虑到溃疡性结肠炎，还要考虑到阿米巴疾病。对老年男性患者伴有慢性前列腺炎和前列腺增生的患者，要注意术后防止尿潴留。妇女月经期不宜手术，以防感染出血。

四、切（叩、触）诊

通过切脉和物理检查，来了解患者全身各部情况。

（1）切脉：主要通过切脉了解患者全身的虚实情况。脉沉细无力者多为虚证；脉弦有力者多为实证。脉紧多为寒证和痛证；脉数有力多为热证，脉数无力多见于贫血、体弱和阴虚内热、低热者。

（2）物理检查：对患者心、肺、肝、脾、肾通过心电图、X 线透视、超声、实验室检查和听诊、血压检查等，可以确定和排除血管和脏器性病变。对既往有心脏病、肝病、肺结核、高血压等患者，手术前必须进行详细的检查，以决定治疗方案。X 线摄片，可以了解和排除直肠、结肠有无狭窄、憩室、息肉和肿瘤。肛瘘碘油造影，可帮助了解瘘管走行方向和内口的位置，以及与肛周肌肉、骶骨和盆骨的关系。此外，血尿便等实验室检查，对了解病情有一定的帮助，不可忽视。

第二节　检查体位

检查肛门直肠时，为了利于检查，暴露病变位置，临床上常采用不同的体位。而不同体位各有其优缺点，可根据患者具体情况、身体条件，选用某种体位。

（1）侧卧位：患者侧卧，两腿屈起。这是检查肛门直肠疾病和治疗的最常用体位。多用于内痔注射，切开浅部脓肿，以及不能起床、有疼痛和关节活动障碍和心脏病患者，最为适合。

（2）膝胸位：患者俯卧，双膝屈起跪伏床上，胸部着床、臀部抬高，脊柱与床呈45°。是乙状结肠镜检查的常用体位，对身体短小、肥胖的患者，此种检查体位最为合适。

（3）截石位：患者仰卧，两腿放在腿架上，将臀部移至手术台边缘。对于肥胖患者，因侧卧位不易暴露其肛门，因此常采用此种体位。这种体位虽然可使肛门暴露良好，但不合乎生理，故少用。

（4）倒置位：患者俯卧，两臂舒适地放于头前，两膝跪于床端，臀部高起，头部稍低。这种体位在施行肛门手术时，可以减少因静脉充血引起的出血或其他病理改变。利于暴露直肠下部，手术方便，可以避免肛门直肠内容物流出污染手术区，术者操作方便，生殖器暴露少。

（5）蹲位：患者下蹲用力增加腹压。此种姿势可以用来检查低位息肉、肛门乳头瘤、晚期内痔和静脉曲张型混合痔并有肛门外翻者，以及直肠脱垂等。

（6）弯腰扶椅位：患者向前弯腰，双手扶椅，暴露肛门。此种体位方便、不需要特殊设备，适用于团体检查。

（7）俯卧位：患者俯卧于手术床上，小腹部置一枕头。两侧臀部用胶布粘住牵引开。此种体位舒适，适用于肛门疾病手术。

（8）骑扶位：患者骑于特制木马台上，背向检查者，显露臀部，然后上身向前扶趴于台面，头略转向一侧，两手抓住台身两边的下撑。此体位可充分显露肛门，上下台方便。适用于肛肠疾病的检查、换药及一般手术。

第三节　局部一般检查法

一、肛门视诊

患者取侧卧位或骑扶位，医师用双手将患者臀部分开，首先从外面检查肛门周围有无内痔脱出、息肉脱出、外痔及瘘管外口等。然后嘱患者像排大便一样屏气，医师用手牵引肛缘，将肛门自然张开，观察痔核、息肉等位置、数目、大小、色泽、有无出血点，同时观察有无肛裂等情况。

二、肛管直肠指检

患者取侧卧位或骑扶位，并做深呼吸放松肛门，医师用带有手套或指套的右手食指，涂上润滑剂，轻轻插入肛门，进行触诊检查。可发现肛管和直肠下端有无异常改变，如皮肤或黏膜变硬、波动感、硬结、狭窄、括约肌紧张度。若触及波动感，多见于肛周脓肿；触到柔软、光滑、活动、带蒂的弹性包块，多为直肠息肉；若摸到凹凸不平的结节，质硬底宽，与下层组织黏结，推之不动，同时指套上有褐色血液黏附，应考虑为直肠癌；若手指插入引起肛门剧烈疼痛，可能为肛裂，不应再勉强插入。指诊后带有黏液、脓液或血液者，必要时应送实验室检查。直肠指诊在肛肠检查中非常重要，常可早期发现直肠下部、肛管以及肛门周围的病变。

三、肛镜检查

患者取侧卧位或骑扶位，先将肛镜外套和塞芯装在一起，涂上润滑剂，嘱患者张口呼吸，然后慢慢插入肛门内，应先向腹侧方向伸入，待通过肛管后，再向尾骨方向推进，待肛镜全部插入后抽去塞芯，在灯光照明下，仔细观察黏膜颜色，有无溃疡、息肉，再将肛镜缓慢退出到齿线附近，查看有无内痔、肛瘘内口、肛乳头肥大、肛隐窝炎等。

电子肛门镜可使肛管直肠病灶部分图像最清晰地显示在电脑屏幕上。其镜身直径小，可以从肛门处插入，进入肠道内，镜头能多角度、多方位地进行检查治疗，是全新、高智能电脑工作站，可进行随机描图，便于病变的对比、查询、会诊等。对直肠炎、直肠癌、直肠息肉、各种肛周疾病的诊断和治疗有着决定性的作用。

韩国电子肛肠镜是目前诊断肛门直肠病变的最佳选择，通过安装于肠镜前端的电子摄像探头，将肛管直肠的图像传输于电子计算机处理中心后显示于监视器屏幕上，可观察到大肠黏膜的微小变化，如癌、息肉、溃疡、糜烂、出血、色素沉着、血管曲张和扩张、充血、水肿等，图像清晰。电子肛肠镜还可以通过肠镜的器械通道送入活检钳取得米粒大小的组织，进行病理组织切片检查，对黏膜病变的性质进行病理组织学定性，如炎症程度、癌的分化程度等进一步分级，有利于了解病变的程度，指导制定正确的治疗方案或判断治疗效果。通过肛肠镜器械通道还可对结肠一些疾病或病变如息肉、出血、异物等进行内镜下治疗。

优势和特点：灵巧的一体图像处理装置，电子结肠镜的电子内镜系统的核心是图像处理装置。外形小巧、内置光源的内镜视频处理装置。明显简洁化，完全一体的设计，减少电缆线，置于专用台车，既节省空间又整洁美观。方便的双插头接口，接头只需简单一插，即可完成与内镜图像处理装置和光源的连接。准确容易的观察源于清晰、高画质的图像，内置高分辨率 CCD 和数字视频信号处理器，它的电子内镜系统提供敏锐、详细图像，画质和清晰度尤为出色。全边缘的图像清晰地再现了病灶，甚至连细微病变也不会遗漏。恰当的亮度使病变和表面结构得到充分的照明。大画面、易观察的图像显示能轻易观察出微小病变。

四、球头探针检查

以球头探针自肛瘘外口徐徐插入，按硬索方向轻轻探查，同时以左手食指插入肛内协助寻找内口，球头探针在肛门直肠内若能顺利通过的部分即为内口。若因内口过小，探针的球头部不能通过时，如手指感到有轻微的触动感，也属于内口的部位。检查隐窝炎时，可将球头探针弯成倒钩状自发炎的肛窦处探索。以球头探针检查，可探知肛瘘瘘管的方向、深度、长度，以及管道是否弯曲、有无分支，以及肛管直肠是否相通、内口与肛管直肠环的关系等。操作时应耐心、轻柔，禁用暴力，以免造成人工管道而将真正的瘘管和内口遗漏，给治疗造成困难。

五、亚甲蓝注入法检查

亚甲蓝注入方法主要是在不能确定肛瘘内口时采用的检查方法。先在肛管直肠内放置纱布卷条，用注射器将 2%的亚甲蓝注射液注入瘘管腔内，待注射完毕，以手指紧闭瘘口，并加以按揉，稍待片刻，将塞入肛内的纱布取出，观察有无染色。如果有蓝色表示有内口；如纱布没染上蓝色，亦不能肯定没有内口，主要考虑瘘管弯曲度较大，又常通过括约肌各部位之间，由于括约肌收缩，使瘘管闭合，亚甲蓝溶液无法通过内口进入直肠。

六、碘油造影检查

通过碘油造影的检查方法，可以了解瘘管分支迂曲、空腔大小及碘油通过内口进入肠腔的情况。用 10mL 注射器，吸入 30%～40%碘化油或 15%碘化油水溶剂，装上静脉切开针头，缓慢地从外口注入瘘管管道，当患者感到有胀痛时即可停止注入，然后进行摄片。

第四节　组织学检查

一、病理组织切片检查

活组织病理切片检查对早期可疑病变和其他良性病变的区别很有价值，取肿瘤病理组织时，应钳取肿瘤中心部位与健康组织之间的组织，不宜钳取一些坏死组织或脓苔，以便判定细胞形态、结构和性质。

二、脱落细胞涂片检查

取肿瘤的分泌物做成涂片进行检查（显微镜下），直肠癌多为腺癌；肛门癌多为鳞状上皮癌，但因直肠内细菌较多，所以胞质多被破坏，细胞边界不清，但可以找到癌细胞。

第五节　内镜检查

一、乙状结肠镜检查

目前乙状结肠镜在肛门直肠疾病中的诊断地位有很重要的意义。它可以早期发现直肠和乙状结肠的疾病。根据临床统计和观察，60%～70%的结肠和直肠癌变，都是发生在距肛门20～25cm以内的肠段。此区域乙状结肠镜可以直接看到。在常规的乙状结肠镜检查中可发现腺瘤、息肉、肿瘤，在溃疡性结肠炎疾病方面可以发现溃疡、假性息肉、出血点、肠腔黏膜水肿或萎缩缺乏弹性等。所以此种检查方法较指诊、X线检查更具优越性。

常用的乙状结肠镜有2种：普通型和带照相机型。普通乙状结肠镜较为普遍，基层医疗单位易掌握。普通乙状结肠镜长25～35cm，直径1.5～2cm。光源灯泡装于前后端均可。接目镜为1倍放大镜，装于镜管后端，上有通气管连接橡皮球。有的附带吸管，可吸出血和黏液，镜筒内有闭孔器（芯子），当肠镜放入肛门内5～7cm后即可取出。另外还有棉球夹、活组织钳、导线和电源等。

1．适应证

（1）大便次数频繁增加或性状的改变。

（2）肛门排出明显的异常黑便或流出新鲜和陈旧的混合血迹。

（3）距肛门8cm以上直肠内的肿块。

（4）慢性腹泻和习惯性便秘。

（5）自肛门内流出脓液和黏性分泌物。

（6）会阴部、下腹部或腰骶不明原因的长期胀疼。

（7）直肠和乙状结肠疾病做细菌或活组织检查。

（8）原因不明的慢性贫血或长期发热。

（9）用于肛门直肠术前和体检。

2．禁忌证

（1）感染，如腹膜炎患者，肠穿孔伴有腹膜刺激症状；肛管直肠周围急性感染或疼痛剧烈，如肛裂和肛周脓肿。

（2）肛管、直肠狭窄，乙状结肠梗阻或扭转。

（3）肠内异物未取出。

（4）精神病患者和不合作者。

（5）孕妇和妇女月经期。

（6）严重的心、肺、肾疾患，高血压以及高龄患者均应严格掌握。

3．检查前的准备

（1）做好术前解释工作，消除患者的紧张情绪，讲明检查目的。

（2）细致了解病情和病史以及以往的检查情况。

（3）最后参照钡剂灌肠拍摄的 X 线片，以利于掌握镜体的操作。

（4）患者检查前 2 小时或检查前当日早上做清洁灌肠。亦可于检查前 1 天晚上用番泻叶 10g，泡水 200mL 内服，以加快排便，清洁肠道。

（5）使用器械物品是否准备齐全，取用方便；电源是否安全，有无漏电现象。

（6）患者必要时可使用解痉和镇静药物。

4. 操作方法

患者大多采用膝胸卧位或倒置位，术者先用食指检查肛门直肠后，再将涂有润滑剂的肛筒插入肛门内。刚开始时指向脐部，进入肛门后，放入直肠内 5～6cm 的深度时，拿掉闭孔器，开亮电源，装上接目镜和橡皮球，打入空气。一边看一边把镜体缓缓放入，切勿用力过大。再把镜端指向骶骨，进入直肠壶腹部。在距肛缘 6～8cm 处可见到直肠瓣。当镜体进入 14～16cm 处，可见肠腔变窄和黏膜皱褶，为直肠和乙状结肠交界处。此处弯曲，多偏向右下，寻此方向前进，常需充气使肠腔充盈，此处是穿孔的好发部位，要十分小心。进入乙状结肠下段时，患者常感下腹不适或微疼。进入乙状结肠的标志：①黏膜皱褶变小变多，呈环形走向；②可见左髂动脉搏动（传导至乙状结肠肠壁），当镜体进入需要查看的部位后，要以螺旋式慢慢退出，观察肠腔四周。

（1）脓血、黏液是否从上往下流，若由上方下流，表示病变部位大多在上方。

（2）黏膜的颜色、瘢痕，是否发炎、充血，有无出血点，脓性分泌物和黏膜下结节。

（3）溃疡的位置、形状、大小，是否分散或簇集以及周围黏膜的情况。

（4）肠壁周围有瘘口大多表示有憩室或脓腔。

（5）肿瘤、息肉或肠外肿瘤是否压迫直肠壁。

（6）直肠黏膜是否光滑、肥厚，血管纹理是否清晰。

5. 注意事项

（1）操作应轻柔：一定要在直视下看清肠腔后才可以将肠镜向前推进。切勿盲目和暴力操作，以免造成肠壁损伤甚至穿孔。要知道肠镜不能插入 25cm 的原因是乙状结肠和直肠连接处急性弯曲，因先未做指诊扩肛和润滑肠道，以及时间过长导致肠痉挛。或因手术或先天所致的解剖变异，还有体位不好、患者配合不力等。据 Madgan 统计，肠镜不能插入 25cm 的占 15%～58%。所以肠镜无法完全插入并不代表操作者的水平高低。反之不要勉强暴力插入是防止肠穿孔的一个重要措施。

（2）影响检查结果和对病变观察的原因：肠镜插入的深度不够、粪块堵塞视野、肠内分泌物过多等。这样，小的息肉和微小病变隐藏在黏膜皱褶中（应在灌肠后再行检查），小的粪渣可以擦去，或将肠镜越过。分泌物过多可用吸引器吸净。为了观察细小病变，可注入少量气体使肠腔扩张。黏膜扩展后才能看得清楚。一旦发现可疑病灶应做活检，取活检时应注意避开血管，不要切割过深至黏膜下层，严禁撕拉，以防出血或穿孔。

（3）检查完毕，嘱患者卧床休息片刻：如取活检应平卧 24 小时，并注意当日大便有无便血或持续性下腹疼痛。

（4）常见并发症：①腹膜反应：由于检查刺激腹膜，患者感觉下腹部胀痛。应注意操作时轻柔，尽量避免不必要的刺激。②穿孔：是一种严重的并发症。原因有暴力操作，未在直视下将镜体推入直肠；肠腔狭窄，如有肿瘤炎症；充气过度，张力太大；肠壁较薄，取活检时钳夹过深或撕拉；肠吻合口瘢痕挛缩，强行将镜体插入所致。一旦发现穿孔，应立即开腹做手术修补。必要时做肠造瘘，更要注意采用抗感染治疗。③出血：经常发生在取活检后，由于钳夹时损伤黏膜下血管或有高血压、出血性疾病、血小板减少。凝血机制障碍的患者，再由操作不当，镜筒内壁口擦伤黏膜所致。一旦发现出血，应立即采取止血措施，运用止血药物。如酚磺乙胺（止血敏）、氨基己酸或经行局部止血。可根据情况采用电灼、气囊压迫、吸收性明胶海绵压迫，以及用止血粉等方法止血。

二、电子结肠镜检查

（一）检查适应证、禁忌证及并发症

1. 适应证

（1）原因不明的下消化道出血，包括显性出血和持续性隐性出血。

（2）有下消化道症状，如腹泻、便秘、大便习惯改变、腹痛、腹块等诊断不明确。

（3）钡剂灌肠造影阳性或有可疑病变，不能明确诊断，为进一步明确病变性质或需做内镜下治疗者。

（4）低位肠梗阻及腹块不能排除肠道疾病者。

（5）大肠炎症性疾病帮助做鉴别诊断或需要确定病变范围、病期、严重程度、追踪癌前期病变的变化。

（6）大肠息肉和早期癌需在内镜下摘除或切除治疗。

（7）大肠癌术后或息肉摘除后随访。

（8）用于研究大肠息肉或炎症性肠病的自然发展史。

2. 禁忌证

（1）严重的心肺功能不全、休克、极度衰弱，不能支持术前肠道准备和肠镜插入检查者。

（2）怀疑腹腔穿孔、急性腹膜炎者。

（3）大肠炎症性病变程度严重的急性期。

（4）腹腔和盆腔手术或放射治疗后腹腔广泛粘连者。

（5）肠道准备不佳或不合作者，影响观察和肠镜插入。

3. 并发症

（1）肠穿孔：是最常见的并发症，其发生率为 0.17%～0.9%，多由于操作时未遵循循腔进镜，盲目滑进引起，诊断可依急腹症的临床症状和 X 线检查，治疗应尽早手术修补。

（2）肠出血：也是比较常见的并发症，息肉摘除时多见，内镜下止血可治疗。

（3）其他：报道的并发症有肠系膜和浆膜撕裂，保守治疗一般可治愈。心搏骤停、呼吸抑制等较少见。

（二）检查前准备

1. 饮食准备

检查前 1～2 天进低脂、细软、少渣的半流质饮食，检查当日早餐禁食，如不耐饥者可饮浓糖水、加糖的红茶或牛奶。

2. 肠道准备

（1）甘露醇法：检查前 5 小时口服 20% 甘露醇 500mL，半小时后服 2000mL 糖盐水。对便秘患

者，在检查前 1 天的中午及晚上各服 1000mL 番泻叶泡水，每次加 20g 番泻叶。检查前 3～5 小时再口服糖盐水 2000mL。用此方法清洁肠道的患者，在行高频电极激光、微波治疗时，应反复在肠道内换气后再进行治疗。

（2）硫酸镁导泻法：用 50％硫酸镁 60～70mL 在检查前 4～6 小时服下，同时口服 2000mL 糖盐水。

（3）番泻叶法：番泻叶 60g 在 1000mL 水中泡水后分为 2 份，检查前 1 天晚 6 时及当日早 4 时各服 1 份，并饮水 1500mL 以上。此方法部分患者出现腹痛、乏力等症状，肠道内有褐色液体影响观察，肠黏膜可有充血和肠管痉挛，影响诊断。

（4）聚乙二醇电解质散：以聚乙二醇 4000 和硫酸钠为主要成分，并配以氯化钠、氯化钾、碳酸氢钠等物质制成散剂，通常从预定检查时间 4 小时前开始给药；将该品用水溶解，配制成 2L 的溶液。通常，成人 1 次量 2～4L，以 1L/h 的速度口服。

（5）电解质溶液导泻法：用氯化钠 6.5g，碳酸氢钠 2.5g，氯化钾 0.75g，溶解在 1000mL 温开水中，于术前 3 小时口服，95％以上患者可获满意肠道准备。

（6）清洁灌肠：对于服导泻剂肠道肠不清洁者或不能服导泻剂者可行清洁灌肠，但一般只能观察乙状结肠和直肠。

（三）术前用药

（1）解痉药：可抑制肠蠕动解除痉挛，有利于插镜、活检及内镜下治疗。于检查前 10 分钟肌注山莨菪碱 20mg，或丁溴东莨菪碱 10mg，作用时间 20～30 分钟。对青光眼、前列腺增生者忌用。

（2）镇静、镇痛药：对精神高度紧张、耐受性差者可术前肌内注射地西泮 10mg，个别患者可酌情肌内注射哌替啶 25～50mg。用镇痛药时术者应时刻警惕因痛阈升高，患者对穿孔前的剧痛感觉变得迟钝，如术者继续进镜，就有导致穿孔或浆膜撕裂的危险，尤其有肠管粘连或有溃疡的病例。学者认为，如用强镇痛药时最好由经验丰富的高年资医生操作。

（3）麻醉药：近年来国内外一些医院提倡无痛检查法，即在全麻醉状况下行结肠镜检查。全麻下的结肠镜检查是在患者毫无知觉状态下插镜，以致在肠管过度伸展状态下仍强行插入极易发生穿孔、浆膜撕裂及大出血。因此，学者不赞同使用，除非对无法配合的小儿，或因惧怕插镜痛苦而拒绝检查，但又必须进行结肠镜检查的病例。

（四）结肠镜检查

1. 插镜基本原则

（1）循腔进镜结合滑进：循腔进镜最为安全，但因肠管痉挛、弯曲致肠腔不能完全呈现在视野内，术者必须掌握"找腔"的要领即退镜、调钮、旋转镜身，如肠管痉挛还要适当注气。但于弯曲部常只见部分肠腔或斜行的腔壁，此时应将头端调向肠腔走行方向，沿斜坡腔壁滑向深处（滑进），视野中可见肠黏膜后移，手感阻力不大可继续进镜，常滑进数厘米后重见肠腔。因滑进带有盲目性，有一定危险，应短程滑进，对重度溃疡性结肠炎、憩室、腹腔内粘连病例应慎用。

（2）少注气：注气过多不仅腹胀、腹痛，更重要的是肠管增粗、伸长、变硬、肠管折叠，原钝角弯曲变为锐角。不仅进镜困难，而且易导致肠壁裂伤、穿孔。因此，进镜中随时抽出过多的气体至肠腔微张的程度，则肠管柔软、缩短、伸直、弯曲变钝，是提高插镜成功率的关键。

（3）钩拉肠袢：进镜中多采用钩拉肠袢，抽气退镜，取直肠袢的方法，可使肠袢取直、弯角变钝。此外，进镜过程中经常变换体位，可减少进镜的阻力，有助于进镜。当镜身在乙状的结肠、横结肠弯曲成袢致进镜困难时，则需防袢。防袢常用方法：手法按压弯曲部，去弯取直。

（4）急弯变慢弯，锐角变钝角：这是插镜最基本的原则。

2. 结肠镜双人操作法

常规结肠镜检查由术者、助手组成。术者操作结肠镜，指挥助手进退及操作。

患者于检查台上取左侧卧位，先做直肠指诊了解有无肿物及肠腔狭窄。如有脱出痔核，最好用手指按压复位。插镜时，助手右手握持弯角部距镜头数厘米处，将镜头放在肛门左侧或前侧，用食指按压镜滑入肛门。

（1）通过直肠及直肠-乙状结肠移行部：结肠镜向肛门插入进入直肠后立即少量注气并稍退镜身，看清肠腔后进镜，可见距肛门 5cm、8cm、10cm 各有一直肠横襞相互交错。循腔进镜越过直肠横襞，插镜 15cm 可见到屈曲处半月形皱褶，即直肠-乙状结肠移行部，然后循腔进镜通过直肠-乙状结肠移行部，旋转镜身便可找到肠腔进入乙状结肠。

（2）通过乙状结肠及乙状结肠-降结肠移行部：此段结肠系膜长，如肠管冗长迂曲，一般较难通过。当镜头达直肠-乙状结肠移行部时，大多数肠管呈顺时针走行弯向左腹侧，少数呈逆时针走行弯向右腹侧，从而直肠、乙状结肠及降结肠在荧光屏上显示的走行图像多数似英文字母"N"，称 N 形走行，少数呈希腊字母"γ"，称 γ 形走行，部分如希腊字母"α"，称 α 形走行。走行方式不同，进镜方法亦异。

循腔进镜法：镜头越过直肠-乙状结肠移行部，适当注气扩张肠管能看清肠腔后就可插镜。但要根据肠腔走行不断调整角度钮，尽量使肠腔保持在视野内。如遇半月形闭合纹的闭合腔，注气后仍不能张开，多为肠袢折曲重叠，可反复抽气使肠管变软缩短，常可消除折曲见到肠腔。即使仍闭合不开亦可认准走行方向，将镜头超过半月形皱襞挤入折曲的肠腔内，然后充气并稍微进退结肠镜，调节镜头方向，往往可见到部分肠腔，再循腔进镜；如此反复就能通过，如视野中只见斜坡腔壁的进镜方法称为"滑进"。采用循腔进镜法通过乙状结肠者，多数为 N 形与 α 形走行，少数为 γ 形走行。多数呈 N 形通过者，因乙状结肠形成较大的袢曲，乙状结肠始段与降结肠始段及降结肠呈平行走行，从而使乙状结肠-降结肠移行部的弯角变得很锐，即使镜头弯进降结肠也不能继续前进。

拉镜法：若要结肠镜能顺利插入，且尽可能减轻患者的痛苦，唯一的办法是进镜中取直肠管，防止结袢。为达此目的，拉镜法现已成为通过乙状结肠-降结肠移行部的主要方法。经反复退镜进镜，辅以抽气来缩短肠袢，使乙状结肠与降结肠呈近似直线走行，使肠镜容易通过而达结肠脾曲。此法对 N 形走行者通过效果好；在乙状结肠和降结肠交界处，多数患者肠腔呈半月状闭合状态，此时可利用滑进通过闭合处，见到肠腔后右旋（少数左旋）拉直镜身并利用旋转进镜进入降结肠。

（3）降结肠：降结肠位于腹膜后，比较固定，肠腔多如隧道样；乙状结肠拉直后降结肠进镜则非常顺利。

（4）结肠脾曲：此时可让患者仰卧位同时嘱患者腹部放松，双手压脐部及偏左下部位，通过旋转镜身（一般右旋）找到肠腔，可顺利通过结肠脾曲进入横结肠。结肠脾曲通过的难易，取决于镜身在乙状结肠内是否形成肠袢。

（5）横结肠：当循腔进镜或滑进通过下垂角后，常能见到肠腔，但不能继续前进。这是由于横结肠系膜长，进镜中下垂角可达到下腹部形成锐角，致通过困难。此时助手应从脐部向上推压横结肠，术者应采用吸气、旋转拉直法通过。特别是当镜头达下垂角处并后退镜，可看到头反而前行，同时不断抽气缩短肠管，则镜头快速达结肠肝曲处。

（6）结肠肝曲：大多数患者在采用旋转拉直法通过横结肠后可见结肠肝曲开口在视野右侧，此时不断右旋镜身并前行便可顺利通过结肠肝曲，进入升结肠。在过结肠肝曲时同样动作要小而快，因为动作大或慢常常造成肠管滑脱。

（7）升结肠与回盲部：在镜身拉直情况下，一般均可顺利通过升结肠达回盲部。如不能达回盲部，则可反复抽气并抽拉镜身，使肠管缩短便可达回盲部。

3．结肠镜单人操作法

结肠镜单人操作法是由美国学者 Waye、Shinya 于 20 世纪 70 年代后期先后创立的方法，也是近年来在国外被广泛应用的大肠镜检查技术。这一方法在对患者进行大肠镜检查过程中，检查者为一个人，用其左手控制角度、送气/水、吸引，同时用右手插入及旋转内镜，遵照不使肠管过度伸展的原则，通常是一边进行肠管的缩短化一边进行插入。对于初学者应切记在学习单人操作法时，右手永远不要上到操作部帮左手的忙，养成良好的习惯。单人操作法历经 20 余年的实践，不断改进并逐步完善操作理论及技巧，操作方法已臻成熟。随着结肠镜的结构性能的不断改进，以放大内镜的临床应用，单人操作法的推广应用日显重要。单人操作由于操作手感明确，可以避免粗暴动作，患者痛苦小，安全程度高。

（1）结肠镜单人操作的基本技术：主要通过内镜的操作和肠内气体的调节，使结肠缩短变直，结肠镜便可顺利地通过乙状结肠、乙状结肠-降结肠移行部、结肠脾曲、结肠肝曲送达盲部及回肠末段，并可全面地观察到肠壁及皱褶里面的情况。为此要求术者必须在操作过程中使手部动作以能够准确无误地传递到内镜的前端，随心所欲地进行操作并观察到肠腔内每一部位。其基本技术如下。

1）操作的基本姿势：患者基本上采取左侧卧位，原则上检查医师站在其身后。将内镜监视器摆放在便于术者观看的位置。通常放在患者的头部上方。对检查台高度的选择因人而异，台子过高会影响检查，过低又会导致姿势的歪斜。检查医师左手放在与胸平行的高度握住内镜的操作部，右手握住距离肛门 20～30cm 处的内镜镜身软管。

2）轴保持短缩法：该方法为日本学者工藤首先提出，就是在内镜插入过程中，保持内镜镜身呈现直线状态，避免使肠管伸展，在缩短肠管的同时推进内镜，这是结肠镜得以顺利插入的基本要领。如果能够保持内镜镜身的直线状态，就可以直接将手部动作传递到内镜的前端而无须任何多余动作。一般来说，这种边保持直线镜身和缩短肠管、边插入镜身软管的"轴保持短缩法"，是能够完全控制结肠镜插入的基础。为了让肠管短缩后再插入内镜，最重要的一点在于随时随地回拉内镜。在弯曲处，如果用力推入内镜，可以使肠管伸展成袢，如果继续向前推进，患者势必疼痛明显，而且在下一个弯曲处会比上一个更痛苦。而镜身不断地在偏离轴线状态下推进会使插入越来越困难。在弯曲处适当地调节肠腔内气体量和退镜操作，易使角直线化。在结肠镜插入时，弯曲的消除方法是操作成功的重要因素之一。在弯曲处，按照镜身取直缩短法的原则，将伸展的肠管缩短到最短程度，并保持镜身的直线状态，尤其是在肠道容易弯曲、伸展的乙状结肠和横结肠处更应如此。

3）内镜操作的自由感：内镜操作的自由感是指在肠镜操作过程中，当右手的动作准确地传递到内镜前端时的一种内镜操作的感觉，通过内镜的自由感可以确认镜身是否保持了直线状态。具体地说，如果右手将内镜推进 1cm 则前端向前 1cm，如果退出 1cm 则内镜的前端就倒退 1cm，如果旋转 10°，这是一种完全没有阻碍感觉的状态。如果形成袢曲，则自由感就会消失。另外，即使没有袢，如果有扭曲的现象，也会导致同样的后果。在通过最难的 C 形乙状结肠肠管（乙状结肠冗长、迂曲折叠，或有粘连），使用蛇形滑降技术时，保持自由感尤为重要。

4）Jiggling 技术：通过轻微地前后移动来确认内镜的自由感，同时还可以调整一些轻度弯曲和扭曲。而运用 Jiggling 技术（快速往返进退内镜）可以使冗长的肠近缩短和直线化。其操作要领为：将内镜退回来数厘米，消除肠管的过度伸展，在这种状态下，前后迅速移动内镜，通过反复操作使肠管得以收缩套叠在取直的镜身上。

5）旋转镜身与角度的协调操作：内镜向左右方向的转动，主要由右手转动内镜镜身软管来完成。调角度钮使内镜前端向上或向下，如果再加上旋转镜身，前端便可以左右转动。当插入到乙状结肠，肠管处于弯曲状态，看不见前方肠腔时，应向上打角度并向右旋转镜身，再稍向后拉便可看见肠腔。从结肠脾曲部向横结肠插入时，因肠腔位于左侧，其基本方式与此相反，即向上调角度并向左旋转镜身，再稍稍后拉。

6）吸引：插入内镜时通过吸引来减少肠腔的气体量，常使肠管向肛侧收缩，形成相对地插入是重要的操作之一。抽出肠内气体，伸长的肠管便会自然缩短，像手风琴风箱样套叠在镜身上，视野中可见内镜向肠腔深处推进；从而不仅使内镜的相对插入成为可能，而且是贯穿观察、处理、检查等方方面面都有着重要意义的操作。通过吸气收缩肠管使内镜前端接近要通过的皱褶处，并穿越急峻的弯曲部位，是镜身取直缩短法重要的操作之一。当内镜前进到结肠脾曲、肝曲已看见内腔却难以前进时，通常通过吸气使肠管缩短，过锐的弯曲变为钝角，可以较容易地推进内镜。在操作过程中应尽可能避免过多的充气，过多的空气将会使肠管伸展，而出现了锐角弯曲，所以首先应在弯曲处的肛侧充分地吸气。由于吸气而使内腔彼此靠拢，与此同时肠管缩短并相对变直，从而取得了推进内镜相同的效果。

7）变换体位与手法推压：多数情况下，患者始终以左侧卧位姿势将内镜插到盲肠。但是，如果乙状结肠-降结肠移行部、结肠脾曲、结肠肝曲等部位的弯曲程度很锐时，更换患者的卧姿常会十分奏效。它可以利用重力作用改变肠管的走行方向，使内镜的插入操作顺利进行。哪个方向的卧姿能使肠管弯曲部的角度增大，就取哪个方向。内镜到达各部位时患者应采取的体位一般是：到达结肠脾曲之前保持左侧卧位；结肠脾曲至横结肠中央部改为右侧卧位；自横结肠中央部至升结肠末段取左侧卧位；从升结肠末段到盲肠之间选择左侧卧位或仰卧姿势是最合理的体位。但基本上保持左侧卧位的姿势就足够了，更换卧姿对肠管较长且弯曲过度的患者是极为有效的方法之一。有时候会出现深处推进内镜中，其前端却反而后退的矛盾动作，这是肠轴偏离，内镜形成弯曲的证明。这种情况发生时，由助手按压患者腹部，会更加奏效。如在通过结肠脾曲时，想减轻乙状结肠的弯曲，就要向盆腔方向按压右下腹部。如果患者的横结肠向下方伸展，就应该从脐下部向上方推压。通过结肠肝曲时，常采取按压脐部的方式防止横结肠的下垂，有时也可从外侧按压右季肋部。

（2）结肠、直肠不同部位的通过方法。

1) 直肠-乙状结肠移行部的通过方法：于直肠-乙状结肠移行部调角度向上，再向左旋转镜身多可越过皱褶，随即于右侧发现第2个皱褶，此时向右旋转进镜便可进入乙状结肠。于直肠-乙状结肠移行部推进结肠镜将其前端送入乙状结肠后，会使乙状结肠伸长，导致插入困难。通常是在内镜进入乙状结肠前的直肠-乙状结肠移行部位就开始进行缩短肠管，充分抽出空气，退拉结肠镜，并进行镜身取直缩短的操作。

2) 乙状结肠、乙状结肠-降结肠移行部的通过方法及要领。

回转穿行技术：采用角度操作、旋镜和抽吸空气法通过弯曲明显的部位后，下一皱褶通常位于相反方向。因此，在越过一个弯曲部后立即采取调角度和旋镜操作，并有节奏地对准其反方向，就能顺利地越过皱褶部分。这种方法是在管腔中接近直线地曲线推进，走最短距离，将皱褶一一推开前进，称为回转穿行技术。同时注意肠道气体量的调节，并保持内镜与黏膜间的最佳距离，即内镜前端不要碰到弯曲部正面的肠壁且能越过，要抽出肠内气体，使弯曲的肠管缩短变直，退时内镜又呈直线状态。然后在下一段管腔出现之前开始调角度、旋转镜身，反复回转穿行技术操作，便可通过乙状结肠。角度操作及旋镜操作都应小心轻柔，勿用力过大过猛。

右旋短缩技术：由Shinya提倡的方法，它在单人操作法的插入技术中属最重要的方法之一。而此种方法是一边有意识地退拉内镜一边右旋内镜，在使乙状结肠短缩直线化过程中插入结肠镜。在不断地右旋内镜的同时不断退镜，可以在乙状结肠几乎不伸展的状况下到达乙状结肠-降结肠移行部，顺利地插入降结肠。

在稍微用力把内镜的前端推至乙状结肠-降结肠移行部尽头的状态下，边向右旋转内镜边退镜以缩短乙状结肠并使之直线化。这种方法总称为右旋短缩技术。这种方法在多数情况下采用右旋方式实现结肠短缩和直线化，但有时也依形成袢曲的形态采取左旋方式将肠管变直，有时还可根据具体情况采用右旋和左旋相配合的方式。总之，这种技术是在确定或预测内腔位置的基础上边后退内镜边旋转镜身并使之直线化的插入方法。

使用右旋短缩技术需用右旋的方式，因此，短缩过程结束时，内镜处于右旋状态。此时因肠管短缩并直线化，若能立即将内镜向相反方向，即向左旋回，不仅可以防止内镜从体内拔出，还可消除一些不自然的旋转，通常轴保持短缩状态下的肠管处于直线状态，可通过恢复自由角度，并左旋内镜的方法，使内镜恢复至中间状态。

3) 结肠脾曲通过方法：当内镜前端到达结肠脾曲时，多数经验不多的内镜医师在乙状结肠形成袢曲，无论怎样推进内镜，其前端再也不能前进，此时应先在结肠脾曲部向后退镜至不能退出前端并能使镜呈直线状态的程度。内镜至结肠脾曲时的直线长度为40cm。技术熟练的医师可在内镜插入这个长度时已达结肠脾曲。因此，当内镜插入60cm左右时，说明直线化的操作不充分或提示乙状结肠形成了不自然的袢曲，如果不解除，就难以继续向横结肠深入。应先从内镜镜身的自由感，实行肠管缩短操作时内镜插入的长度确认是否已深入到结肠脾曲。然后，尽量抽吸肠管内的空气吸住右侧的内腔，并立即右旋内镜。

4) 横结肠通过方法：横结肠的内腔呈三角形。在这个部位上，大多数情况下只要推进内镜，其前端便不断前进，或采用相对插入法，即一边抽吸肠内气体内镜便可自动前进。如果横结肠过长，常因横结肠下垂在中央部形成锐角的弯曲。要想通过这种弯曲部，就需要像通过乙状结肠一样采取肠管缩短法。可采取左旋内镜同时向后退镜。横结肠与乙状结肠不同，通过横结肠时通常以内镜的左旋为主要操作，而且缩短裙也比较容易。一般来说，横结肠部不会出现急峻的弯曲现象，因此只要遵循镜身取直缩短肠裙法的基本操作要求，缩短肠管，就能在较短的时间内送达结肠肝曲。

5）结肠肝曲通过方法：结肠肝曲部可以通过肝脏透过肠管壁显现出来的所谓的"蓝斑"来确认。横结肠有时会在靠近结肠肝曲形成数个弯曲。这种情况也需要像以上叙述的方法充分退镜和谨慎插入。头端到达结肠肝曲后，最重要的就是抽气和充分地退镜。通过抽气使肠管充分缩短并退镜，在肠管发生缩短后，调整角度和旋转。多数情况下，调角度向上并右旋镜身，就可以插入升结肠。如因乙状结肠或横结肠弯曲结裙，致内镜的前端无法前进时，请助手按压患者腹壁是比较奏效的方法。通常按压的部分是脐部，或从脐部向剑突、肋弓方向推顶，以抵御横结肠的下垂，减轻下垂角和结肠肝曲的锐角。但要注意，到达结肠肝曲的距离是55～60cm，如果超过，应考虑：①横结肠弯曲结裙；②乙状结肠弯曲结裙；③两处都有结裙。

6）升结肠至盲肠：通过结肠肝曲之后，多数情况是：内镜的前端刚一出现在升结肠，很快就会到达盲肠。如果在升结肠的途中只差一步就到达盲肠而不能前进时，尽量抽出升结肠内的气体，常常会逐渐靠近盲肠。确认内镜到达盲肠的标志，是必须看到回盲瓣和阑尾开口。还有一种方法是通过轻按右下腹部，可见盲肠腔随按压而移动。

第六节　肛肠直肠压力测定与盆底肌电图检查

一、肛肠动力学检查

肛肠动力学检查主要是对肛管直肠进行压力测定，是近年来迅速发展的用于辅助临床诊断和指导治疗的方法，可以直观地反映肛门的直肠感觉功能、直肠顺应性及不同状态下肛门括约肌的收缩情况、排便协调性等。该检查主要有两个方面的意义：一是判断肛门功能和协助肛肠疾病的诊断，二是对手术效果进行评价。该检测技术安全、简便、无创、客观，目前已成为肛管直肠功能检查和疾病诊断治疗的必备指标之一。随着对肛管直肠的病理生理、排便机制研究的不断深入，肛管直肠压力测定越来越显示出其重要性。肛管与直肠末段为众多括约肌围绕，所以，正常时，肛管和直肠内存在一定的压力梯度以维持和协助肛门的自制。肛管压力高于直肠远段，远段压力又高于直肠近段。在健康状态下，排便的时候，人体借助一系列协调的神经肌肉活动将直肠、肛管的压力梯度倒置。对便秘研究的不断深入使人们认识到，由于疾病的原因，有肛门、直肠周围神经肌肉功能也现了紊乱，导致了肛肠压力的异常。通过测定肛管直肠的压力，可以对便秘做进一步的详细分化。另外，肛裂、肛瘘手术治疗后肛管压力即肛管自制力是否在合理范围，可通过测定肛管直肠压力的变化来进行正确的判断。

1. 操作注意事项

（1）充分考虑到患者的身体情况及精神状况，能否耐受与配合肛管直肠压力测定。

（2）肛管直肠周围因括约肌肌束在肛管的分布不是一致均衡的，所以各层面上不同方向括约肌的收缩压力是不均衡的，同一层面某些方向的压力存在显著性差异。

（3）肛门直肠动力学研究是一门新兴的学科，目前很多方面还处于探索阶段，各项检查指标的结果在个体之间存在较大的差异。

（4）要与受检查者有良好的交流与沟通，让受检查者对所做的检查内容有良好的理解，争取其密切的配合。

由于各实验室所采用的方法有差异，所以正常值范围变化较大。

2. 肛管直肠测压的设备及方法

肛管直肠测压装置由测压探头及压力传感装置、电子计算机部分、图像记录及打印系统三大部分组成，即通过压力传感器将肛管直肠的压力信号转变为电信号，经计算机处理后检测和分析肛管直肠功能。现代直肠肛管测压装置可实现记录肛管内多点压力、显示肛门括约肌形态、产生肛管三维压力图像、模拟排便活动中肛门括约肌运动以及动态直肠、肛管测压技术等，是将现代压力传感技术与电子计算机技术有机地结合在一起，形成一个包括压力感受与转换、数据采集与运算、图像记录与打印等功能的完整体系。计算机技术的运用不仅使肛管直肠测压形象化，便于理解与鉴别，而且使肛管直肠测压标准化，提高了科学性，是肛管直肠测压技术的重要发展。检测指标包括肛管静息压、肛管收缩压、内括约肌长度、肛管直肠容积、直肠肛管反射等。

（1）直肠感觉功能测定：检查前3天停用肠道动力药物，自然排便后，左侧卧位，嘱患者放松，肛管常规涂润滑剂，将测压导管自肛管置入直肠。电子气压泵自动向气囊内充气，充气量依次设置为20mL、30mL、50mL。50mL后按30mL递增，至患者感觉直肠胀满且无法耐受停止泵气，在此过程中，记录以下数据：①直肠初始感觉阈值，即直肠内感觉到气囊存在的最小充气量；②直肠初始排便冲动，产生便意的最小充气量；③直肠最大耐受量，直肠所能忍受的最大充气量；④直肠顺应性，直肠内充气后，肠壁对气囊产生的压力变化。

（2）肛管直肠压力动力功能测定：准备同感觉功能测定。将测压导管置入直肠。检测并记录以下数据：①肛管功能长度，将导管以1.0cm/s匀速拖出肛门，记录肛管高压区的长度，正常值为2~4cm；②肛管排便压力梯度，患者做努力排便动作，分别测定自肛缘以上6cm肛管内每1cm的压力数值；③肛管静息压，于静息时，肛管高压减去中点位置的压力值，正常值3.99~9.31kPa（30~70mmHg）；④肛管最大收缩压，要求患者进行自主收缩肛管时所测到的最大压力，正常值13.3~23.9kPa（100~180mmHg）；⑤肛管抑制反射，静息状态下，导管注气50mL，肛内3cm处所测到的肛管压力下降变化；⑥肛管收缩反射，静息状态下，导管注气50mL，肛内3cm处抑制反射前的微小压力上升变化。

二、盆底肌电图检查

（一）检查方法

肌电图仪器主要包括记录电极、前置放大器、扬声器、示波仪、刺激器等。记录电极种类较多，有表面电极、同心电极、单纤维电极、肛管置入电极等。表面电极难以记录到深部肌肉的电活动，且易受邻近肌肉电活动影响而较少使用。同心电极通过插入欲检查肌肉部位，可准确记录肌肉的电活动情况，是目前临床上常用的检查方法。肛管置入电极难以精确记录盆底肌各肌肉的电活动情况，主要用于以肌电为主的生物反馈治疗。

取左侧卧位。暴露臀部显示臀沟，消毒皮肤，铺无菌单。检查者手指带上指套，液状石蜡润滑后，轻轻插入肛门内，另一手将同心电极由臀沟尾骨尖下方刺入皮肤，向耻骨联合上缘方向行针，用肛门内手指控制针尖的方向和位置，进针 1~1.5cm 可至肛门外括约肌浅层，进针 1.5~2.5cm 至内括约肌，进针 3~3.5cm 可至耻骨直肠肌。进针后休息 3 分钟，以待电活动恢复正常后，再开始检查。分别记录静息、缩肛及模拟排便时各盆底肌电活动。

（二）检查内容及临床意义

（1）静息状态下肌电活动：正常盆底肌在安静时均呈低频率的连续电活动，每秒折返数为 18.7±9.7 次，电压较低，平均振幅为 14.9±21.3μV。正锐波为一正相、尖形主峰向下的双相波，先为低波幅正相尖波，随后为一延长、振幅极小的负后电位，多不回到基线，总性质呈"V"字形，波形稳定。其参数为：波幅差异大，多为低波幅（一般为 50~100μV）；时限为 4~8ms，可长达 30~100ms；波形为双相波，先为正相，后为负相；频率一般为 1~10 次/s。正锐波只出现于失神经支配的肌肉。

（2）轻度收缩时的肌电活动：轻度收缩盆底肌时，可出现分开的单个运动单位电位（Motor Unit Potential，MUP）。MUP 所反映的是单个脊髓前角细胞所支配肌纤维的综合电位，或亚运动单位的综合电位。其振幅为 200~600μV，由于电极与肌纤维间的距离不等，电压相关很大。温度降低、缺氧可使电压降低；肌肉萎缩时，由于单位容积内肌纤维数量减少，电压可降低。MUP 的时程为 5~7.5ms，肌肉萎缩时可缩短，年龄增加电位时程轻度增加。MUP 的波形正常情况下以单相、双相、三相者多见，双相及三相者占 80% 左右，超过四相者称为多相电位。神经或肌肉纤维病变时，多相电位增多，可达 20% 以上。神经部分受损后或神经开始恢复时，神经纤维中各束纤维受损程度不同或恢复的程度不一，使同一运动单位中神经传导速度和肌纤维收缩先后不同，亦可出现多相波。

（3）中度或最大收缩时的肌电活动：中度收缩盆底肌时，有多个 MUP 参加活动。有些部位电活动较密集，难以分出单个 MUP，称之为混合相。最大收缩盆底肌时，几乎全部的 MUP 均参加收缩，由于参加放电的 MUP 数量及频率增加，不同的电位相互干扰、重叠，无法分辨出单个 MUP，称为干扰型。行最大用力缩肛时，如无任何 MUP 出现，表示外周神经完全损伤；如果只能单个 MUP 或混合相，往往见于脊髓前角细胞疾患或外周神经不完全损伤。

（4）模拟排便时的肌电活动：在患者直肠中置入一个带导管的乳胶球，向球中注入温水，至患者出现便意为止。嘱患者排出直肠中的球囊，同时记录盆底肌电活动。正常人排便时，每秒折返数下降至 9.3±6.9 次，电压降至 51.5±16.7μV，或呈电静息。盆底横纹肌失弛缓症患者，模拟排便时肌电活动不但不减少，反而增加。有人认为盆底肌电图检查在盆底肌失弛缓症时，其诊断价值比排粪造影更大。

第七节　影像学检查

一、X 线检查

（一）X 线检查方法

1. 平片检查

平片检查对结肠疾患的诊断价值有限，一般不作为常规应用。只对某些疾患有一定作用。如在肠梗阻的诊断中，可根据立卧位腹部平片初步确定有无结肠梗阻、梗阻的性质以及部位；对结肠穿孔、间位结肠、巨结肠症、结肠肝曲综合征、结肠脾曲综合征、乙状结肠扭转症及肠气囊肿症等，也有较大的诊断价值；还可用于除外泌尿系结石、胆石等结肠外疾患。

2．口服钡剂检查

服钡剂后 3～6 小时，待造影剂到达结肠后进行检查。它所显示的结肠形态比较接近生理状态。对于诊断结肠的运动功能、解剖学位置及形态等异常很重要。有时对诊断右侧结肠病变有帮助，如回盲部病变及结肠憩室等。由于钡剂充盈全部结肠需要花很长时间，当钡剂充盈至 Cannon-Boehm 点附近时水分已被吸收，所以本法对此点以后的结肠病变显示不清。

3．钡剂灌肠检查

为诊断结肠器质性疾病的较好方法之一。除疑有结肠坏死、穿孔以及因有肛裂疼痛不能做灌肠检查外，一般无禁忌证。

（1）检查前准备：应彻底清洗肠内粪便，以免形成假象，给诊断造成困难。需于检查前 1 天服少渣饮食，多喝水。最好于下午 6 点服蓖麻油 30mL，晚上再做盐水洗肠一次。检查当日做清洁洗肠，经 1～2 小时待肠道内水分充分吸收、功能恢复后即可进行检查。

（2）钡剂的制备：用 1 份钡剂加 3～4 份水配成混悬液，加少量阿拉伯胶粉或 2.5％羧甲基纤维素，以增加钡剂的黏度。

（3）检查技术：钡剂的温度要适中，灌肠筒的高度距检查台面为 1m。将肛管轻轻插入直肠后，让患者仰卧，于透视下观察。开始注入速度要慢，压力要低。若重点检查直肠，除摄正位片外，还需摄侧位片，测量直肠的骶前距离，观察直肠前后壁和直肠横行黏膜皱襞情况。

重点检查乙状结肠时，注意钡剂不要灌注太多，否则会使冗长、扭曲的肠管相互重叠而影响观察。并采用各种斜位，以将重叠的肠管展开。

除照局部点外，必要时排钡后做黏膜相观察。待乙状结肠检查满意后，再继续注钡剂，显示上部结肠。

钡剂通过乙状结肠后，即很快进入降结肠到达结肠脾曲，采用左前斜位将结肠脾曲展开，灌肠清楚。钡剂经横结肠到达结肠肝曲，采用右前斜位将结肠肝曲重叠的肠管展开。之后，钡剂逐渐充盈升结肠、盲肠。应避免过多的钡剂反流至回肠，妨碍对结肠的观察。待上述结肠充盈状态检查完毕后，让患者排便，再观察黏膜皱襞的形态。

4．钡剂空气双对比造影

日本学者采用改良的 Brown 法，经过深入的研究，以直接双对比造影的程序，应用低张药物得以显示结肠黏膜表面的微细结构，即无名沟及其所形成的细小的纺锤形的结肠小区，构成微细的网目状形态。本法能显示结肠黏膜表面细小的凹凸状态，可用于结肠小隆起性及凹陷性病变的诊断、息肉的早期诊断、早期结肠癌的诊断及鉴别诊断等，并能较准确地判断病变的浸润范围。本法主要步骤如下。

（1）造影前肠道准备：不用清洁洗肠法，而是采用饮食、饮水、泻药等综合方法，达到清洁肠道目的。于检查前 1 天，让患者吃低脂少渣饮食，大量饮水，给予盐类及接触性泻药。根据此原则安排一个适当的食谱（包括泻剂的用法、顺序与用量）。一般来说，除个别便秘及乙状结肠过长者外，

90％以上的可以达到检查对肠道的要求，有时有少量小残渣并不妨碍诊断。与清洁洗肠相比，此法节约检查时间，更重要的是它避免了因洗肠液残存于肠道所造成的造影剂的黏膜附着性不好，而易于显示结肠黏膜的微细结构与微小病变。

（2）造影剂：要求流动性好，在黏膜面的附着性好，质量分数为60％～65％。硫酸钡颗粒应细小而均匀，粒子直径以0.5～1.5mm为宜。灌注量300mL。

（3）空气量：要使肠管达到充分扩张状态，一般需700mL。

（4）低张药物的应用：于造影前5分钟肌内注射山莨菪碱20mg。以抑制肠管蠕动，除去肠壁张力，在灌注钡剂与空气后，肠管达到充分扩张，以利于显示出微细结构。

（5）造影程序：采用气、钡双通管，按以下程序检查：①插入肛管后，让患者俯卧头低位10°～15°，注入钡剂至结肠脾曲或横结肠中段（300mL），即可停止注入。②缓慢注入空气，于透视下看到钡剂由于空气的压力移动至盲肠，升结肠、盲肠由于充气而扩张时即可拔去肛管（一般空气量为700mL左右）。之后，让患者向右侧转身，从俯卧位转向仰卧位，再从仰卧位转向俯卧位，如此旋转2～3次，使钡剂充分在黏膜面附着，再回到俯卧低位，即可显示出直肠、乙状结肠至降结肠中下部分的双对比造影。③让患者右侧卧位，腹式呼吸2～3次，再回到俯卧位，并升高台面至半立位，取左前斜位即是降结肠中上部、结肠肝曲及横结肠左半部的双对比造影。④放平台面，让患者仰卧位再转到右前斜位，升起台面至半立位，即是升结肠中上部、结肠肝曲及横结肠右半部的双对比造影。正位时，即可显示全部横结肠双对比造影。⑤放平台面，让患者仰卧头低位15°，即为盲肠、升结肠下部双对比造影。

注意上述检查应于半小时内完成，时间过长造影剂出现凝固，产生龟裂现象，会妨碍对微细结构的观察。

5．CT扫描

结肠疾患的CT扫描主要作用：①对结肠肿瘤CT扫描可了解肠壁增厚的程度，肿瘤向壁外浸润进展，相邻脏器有无浸润以及有无淋巴结转移、肝转移、腹膜转移等，从而可对结肠癌进行分期诊断。这对治疗方案的确定是有很大价值的。此外，对于直肠癌术后确定有无复发，CT扫描也有很大价值。②对非上皮性肿瘤还可根据CT值了解肿瘤的组织结构，进而明确诊断，如脂肪瘤、囊肿等。

6．血管造影

结肠疾患的血管造影检查：①肿瘤性疾患与炎症性疾患的鉴别。②原因不明的结肠出血。每分钟0.5mL的出血，血管造影不仅能显示出血部位，有助于判断病变的性质，还可进行介入性治疗。③对结肠恶性肿瘤，血管造影有助判断病变的范围、向肠管外的浸润程度及其他脏器有无转移等，对确定治疗方案及判断预后有很大意义。④对血管性疾患，如缺血性结肠炎及结肠血管结构不良等，血管造影对明确诊断及确定治疗方案有一定价值。⑤与肠管外疾患的鉴别诊断。⑥介入性治疗，除了出血外，还可用于晚期恶性肿瘤抗癌剂的动脉灌注性化疗，以及溃疡性结肠炎的肾上腺皮质激素类药物的动脉注入疗法等。

（二）结肠正常X线所见

1．一般要点

大肠起于盲肠，止于直肠，包括盲肠、升结肠、横结肠、降结肠、乙状结肠及直肠六部分。升结肠与横结肠交界处为结肠肝曲，降结肠与横结肠交界处为结肠脾曲。结肠全长 150cm，宽 5～7cm。

盲肠一半位于右髂内，可移动位置常有变异，可高至肝下，低入盆腔。内侧经回盲瓣接回肠末端，下方有阑尾。升结肠位于腹腔的右外侧，为结肠最细的部分，其后面无腹膜，故移动性小。乙状结肠位于盆腔内，本身具有肠系膜，移动性大。过长的乙状结肠，尤其系膜根部较窄时，容易发生扭转。乙状结肠位于盆腔内，本身具有肠系膜，移动性较大。过长的乙状结肠，尤其系膜根部较窄时，容易发生扭转。直肠为乙状结肠的延续部分，起自第 3 骶椎水平，下端于尾椎尖端稍下方与肛管相连接，全长 12cm。由于直肠后面无腹膜，故移动性小。直肠、乙状结肠交接处是结肠中最狭窄的部分，长为 1～1.5cm，应注意与病理性狭窄相区别。直肠无结肠袋，其中段的扩张性很大，为直肠壶腹直肠充盈时，其后缘紧靠骶骨前缘，两者间距离为 0.2～1.6cm，平均为 0.7cm。间距＞2cm 者有病理意义。

2．结肠的特点

（1）结肠带：结肠的外层纵肌排列为 3 个纵行带称为结肠带。其全长由盲肠至直肠，于直肠外侧为扇形分散的状态而消失，并形成对直肠的环绕。

（2）结肠袋：由 3 条结肠带的紧缩及结肠半月皱襞而形成，呈分节状。每一束袋分节长为 3～5cm，充盈钡剂时，呈大致对称的袋状凸出，即为结肠袋。结肠袋的数目、深浅、大小因人而异，横结肠以上较明显，降结肠以下逐渐变浅，至乙状结肠接近消失。

（3）脂肪垂：从结肠浆膜层伸出的脂肪垂可发生扭转、出血，或可陷入结肠内产生套叠。有时可发生钙化，X 线检查有一定意义。

（4）生理收缩环：在结肠 X 线检查时，常于某些固定的部位比较经常处于收缩狭窄状态，称之为生理收缩环，自数毫米至数厘米长，其形态多有改变，有时较为固定，但黏膜皱襞无异常改变，此点可与器质性狭窄相鉴别。

3．结肠黏膜皱襞

结肠黏膜皱襞表现为纵、横、斜三种方向交错结合的纹理。盲肠及升、横结肠的皱襞较密，横行为主。降结肠以下皱襞较稀，以纵行为主。其皱襞形态可随蠕动而改变，且正常变异也很大。但无论如何，正常黏膜皱襞特点为连贯完整，粗细相仿，边缘清晰。

在结肠黏膜表面存在与肠管横径相平行的无数微细的浅沟，称为"无名沟"，它们之间基本上相互平行，并可相互交叉形成微细的网目状结构，构成细长的纺锤形结肠小区，与胃小区相类似。小区的深度为黏膜厚度的一半，小区的大小为 1mm×（3～4）mm，小沟和小区是结肠双对比造影相上能显示的黏膜的最小单位，为结肠微细病变诊断的基础。

4．CT 图像

结肠腔内一充气或造影剂（常用 1%泛影葡胺），结肠外脂肪层较厚，所以肠壁显示清晰，正常壁厚为 3～5mm。外形常可显示结肠袋。直肠周围脂肪层厚而外形显影清楚，腔内经常有少量气泡和粪便。直肠脂肪层外为肛提肌和尾骨肌，盆腔两侧壁的肌肉与筋膜是对称的。

（三）结肠异常 X 线征象

结肠病变可产生结肠直径大小、外形、功能、位置、密度及结构等异常 X 征象，可通过对这些异常征象的综合分析诊断结肠疾患。

1. 结肠直径大小的异常

（1）结肠扩张性病变：腹部 X 线平片检查即可看到结肠明显扩张、积气，积存大量粪便，有时形成气液平面，呈现低位性肠梗阻征象，充气的结肠内可显示结肠袋影像，而与小肠扩张相鉴别。常见于：①巨结肠症，有先天性巨结肠症和特发性巨结肠症两者的 X 线鉴别为前者在钡剂灌肠检查时，可显示直肠及乙状结肠远端的狭窄段；后者只表现结肠的扩张，而无局限性狭窄段。②先天性直肠肛门畸形，对怀疑为此病的新生儿，可于出生后 20 小时左右（此时气体已充分进入胃肠道内）进行 X 线检查。其方法为：在患儿肛门部皮肤固定一金属标记，将婴儿倒立 1～2 分钟，使肠道内气体充分进入直肠盲端，拍摄腹部正侧平片。测量直肠盲端与金属标记之间的距离可了解直肠闭锁的高度。③后天性各种原因所致机械性结肠梗阻。④反射性肠麻痹时也可见到结肠扩张，但它同时存在小肠及胃的扩张。

（2）结肠狭窄性病变：广泛性结肠狭窄多见于结肠先天性疾患，如先天性小结肠、新生儿结肠失用性萎缩、新生儿全结肠无神经节症等。这些疾患所显示结肠狭窄极为明显，直径为 1cm。器质性小结肠可表现为实心性结肠；在后天性疾患中，如溃疡性结肠炎后期也可表现为广泛性狭窄，肠管短缩，肠管轮廓光滑而僵硬，如水管状。

局限性结肠狭窄见于放射性结肠炎，发生于放疗后，钡剂灌肠时可在照射区（一般有直肠上段和乙状结肠区）看到肠管固定，有长数厘米至十数厘米的局限性狭窄，边缘一般比较光滑，有时也可发生溃疡。此外，在结肠子宫内膜异位症时，结肠可见外压性狭窄，边缘光滑，黏膜皱襞正常。70%～80%发生于直肠或直肠乙状结肠交界处。此病与月经周期有关。结肠癌浸润型表现为局限性狭窄，形态不规则，显示僵硬局部黏膜皱襞破坏。

2. 结肠位置异常

（1）间位结肠：注意与腹腔游离气体鉴别，显示结肠袋影像为主要特征。

（2）结肠移位：结肠邻近器官如肝、脾、胃及盆腔内脏器的肿大或肿物，可压迫结肠产生移位。盆腔内肿物可压迫直肠或乙状结肠产生移位、变形，外缘可见压迹，内腔变细，黏膜皱襞一般完整，不受侵犯。骶尾前部肿物可压迫直肠、乙状结肠向前移位。于钡剂灌肠检查时，照侧位测量直肠后间隙很重要。

（3）盲肠下降及旋转异常：在胚胎发育肠管旋转移行过程中，盲肠及升结肠可固定于任何位置，形成盲肠及升结肠的位置异常。有以下两种情况：①肠的不旋转，即中肠退回腹腔时，不发生任何程度的逆时针方向旋转。X 线检查时可见小肠位于腹腔右方，结肠位于左方，盲肠在左下腹，回肠进入盲肠的方向是自右至左。②肠旋转不良，盲肠停留在右上腹，有时在肝下区而未下降至右下腹。如果盲肠保留一个很长的肠系膜则可形成游动盲肠，甚至可达盆腔内。横结肠及盲肠过度旋转，可使盲肠向中线移位，此时阑尾靠近中线及上腹部，谓之过度旋转的盲肠及阑尾。

3. 结肠轮廓的异常

在口服钡剂或钡剂灌肠检查时，有时看到突出于结肠腔之外的圆形或烧瓶状影像，与肠腔间有细颈相连，大小不一，可成排地排列在结肠的两侧。形成结肠轮廓的异常，此为结肠憩室。一般大小为 1～2mm 至 1～2cm。此外，在硬皮病时可形成假性憩室。多发生于横结肠，也可侵犯乙状结肠和直肠，多为广口的囊状憩室。

4. 结肠功能异常

于钡剂灌肠检查时，可见肠管痉挛、收缩、张力增高，并有频繁的肠壁刺激性增强现象。口服钡剂检查时，看到钡剂通过小肠及结肠速度过快，小肠张力增高，肠腔变细，结肠明显增多变深。这种 X 线征象为结肠功能异常。常见于结肠过敏和黏液性结肠炎。在黏液性结肠炎时，由于大量黏液存在，使钡剂不能附着在黏膜表面，可见到黏液存在 X 线征象。

5. 结肠密度的异常

结肠密度减低的病变见于结肠气囊肿症。在 X 线平片检查时，于充气的结肠边缘可见波浪状连续的囊状透亮区，有的同时存在膈下游离气体。在钡剂灌肠检查时，于肠腔边缘可见多个小囊状透亮区，气体在肠壁尚未局限化时，可表现为 1～3mm 宽的带状气影与肠壁平行。

形成结肠密度增高的常见病变：①胎粪性肠梗阻，结肠内积存浓稠的胎粪，平片上可显示结肠密度增高。合并胎粪性腹膜炎时，腹腔内可见钙化。②结肠脂肪垂钙化，平片上可显示 0.5～1.5cm 圆形或杏仁形致密影，常有一薄层致密钙化外壳，中间为密度低的核心。可多个沿结肠部位排列成形。游离后脱落至直肠膀胱窝内，可随体位变换而改变位置。③结肠血管瘤钙化，于结肠位可见典型静脉石征象。④结肠肿瘤的钙化，黏液腺癌和平滑肌肉瘤等可发生钙化。⑤结肠石，平片上可在直肠、乙状结肠或盲肠区域见有胡桃至苹果大小之密度不均的致密影，外缘常有不规划的环状钙化圈。于钡剂灌肠检查时，可见钡剂通过局部受阻，肠石于肠腔内位置略可见移动。

6. 结肠结构异常

（1）凹陷型病变：结肠凹陷型病变主要表现于炎症性疾患，常见的有肠结核、克罗恩（Crohn）病、溃疡性结肠炎、阿米巴性结肠炎等。

病变的主要发生部位各有不同特征。肠结核好发生在回盲部，常侵犯回盲瓣。克罗恩病好发于回肠末端及小肠中段，也可侵犯右侧结肠，病变呈节段性分布。溃疡性结肠炎病变范围广泛，好发于左半结肠，回肠末端及回盲瓣一般不受侵犯。

在病变的形态特点方面，肠结核、溃疡性结肠炎、阿米巴性结肠炎等表现为肠管内多发性小溃疡，使肠管边缘不整、粗糙不齐，呈多发毛刺状突出。肠结核还可形成带状溃疡及全周性"面"状溃疡并可见萎缩瘢痕带。而克罗恩病除有小溃疡以外，以深而长的纵行溃疡为其特征，沿肠管长轴方向可达数厘米长，并可形成瘘管。于溃疡周围可见黏膜水肿隆起呈结节状，形成"卵石征"。

慢性期形成肠管变形。溃疡性结肠炎表现为肠管自上而下连续性向心性狭窄，边缘僵直，结肠袋消失，呈水管状。肠管的短缩变形范围广泛，甚至为全部结肠；肠结核、发生于回盲部的克罗恩病、阿米巴性结肠炎均可表现为盲肠升结肠的短缩、变形、狭窄。一般认为，此部位沿肠管长轴方向的短缩为肠结核的特征。克罗恩病肠袋变浅消失多不对称。阿米巴性结肠炎多不侵犯回盲末端。但从形态变化三者的鉴别诊断有时很困难，需结合其他临床资料。

（2）隆起型病变：

1）小型隆起型病变：有单发及多发。单发者为一边缘光滑的充盈缺损，呈圆形、椭圆形或分叶状，带蒂或不带蒂，见于结肠肉、结肠良性肿瘤等。

结肠早期癌也表现为小型隆起型病变，形态可为带蒂型、无蒂型、扁平型及隆起凹陷型，有时与结肠息肉等良性肿瘤鉴别困难。除隆起凹陷型（隆起表面又有凹陷）为恶性特征外，其他需要结合病变大小、基底部形态及周围结肠小区变化等鉴别，必要时，结合内镜活检。

多发者表现为广泛弥漫性大小相近或大小不等的充盈缺损，见于结肠息肉病、广泛型结肠淋巴瘤及溃疡性结肠炎的慢性期。

结肠息肉病时，病变形态规则，多为圆形，大小相近，结肠外形无异常改变。可和其他胃肠道息肉病，各种临床特征而组成各种息肉综合征。检查时注意有无息肉恶性变。结肠恶性淋巴瘤时，其病变大小不等，形态不规则，伴有脑回样粗大皱襞，肠管多呈扩张状态。溃疡性结肠炎慢性期的肠黏膜息肉样增生可呈大理石状、蜂窝状及丝状，常伴有肠袋消失，肠管短缩、狭窄。

2）大型隆起型病变：表现为结肠内较大而不规则的充盈缺损。常见于结肠癌。结肠癌的病变局限，局部肠管显示僵硬、狭窄，不能扩张，并时有黏膜皱襞破坏。恶性淋巴瘤时，一般病变范围较长，无明显肠腔狭窄，伴有脑回样粗大皱襞。

综上所述，结肠隆起型良、恶性病变的鉴别诊断应注意病变形态、大小及其周围黏膜皱襞和肠管形态改变。良性病变一般较小，圆形或椭圆形，表面光滑，局部黏膜皱襞无异常，管腔形态无明显改变；恶性病变一般较大，形态不规则，表面凹凸不平，伴有黏膜皱襞破坏，肠管腔显示僵硬、狭窄。

7. CT 扫描异常表现

结肠病变 CT 扫描可有以下异常表现：肠壁增厚，结肠壁超过 5mm 为可疑增厚，超过 10mm 肯定为异常增厚。肿瘤浸润为向心性增厚，恶性淋巴瘤可显示肠壁内、外浸润形成肠壁增厚，炎症性疾患可引起广泛性肠壁增厚。

（1）X 线结肠双重造影：横结肠近于结肠肝曲部位见一 5cm 大小菜花样充盈缺损，表面凹凸不平，黏膜皱襞破坏。

（2）腔内肿块：为结肠肿瘤征象。恶性肿瘤形态不规则，并可见溃疡存在。

（3）周围脂肪层变化：结肠周围脂肪层存在与否是判断肿瘤有无浆膜层浸润以及与周围脏器有无粘连的重要指征。良性病变一般脂肪层清晰；恶性肿瘤浸润时，脂肪层模糊。

（4）邻近器官浸润：下部结肠癌可侵及精囊、坐骨神经、前列腺、膀胱、子宫、卵巢、肾上腺及输尿管等，尚可侵犯骨骼。

（5）淋巴结转移：结肠恶性肿瘤淋巴结转移时，可见相应的淋巴结转移征象，一般当直径>15mm 时有诊断意义。

（6）远程转移：结肠癌可有肝转移征象。

8. 血管造影异常表现

（1）肿瘤：恶性肿瘤可见营养血管扩张，异常新生血管即"肿瘤血管"征象，肿瘤染色征象，动静脉瘘、静脉提早显影征象，以及血管壁不规则狭窄、阻塞等血管浸润征象。

（2）出血：急性出血时，可见造影剂漏出于血管外，流至结肠腔内、腹膜腔内。有时可见静脉提早显影征象。慢性出血时，多不能显示造影剂的漏出现象，但可见血管结构不良，动静脉畸形，以及肿瘤等原发病征象。

二、排粪造影检查

排粪造影是用钡悬液或钡糊剂进行直肠造影，观察排出过程中肛门、直肠、盆底组织形态的变化，判断直肠排空障碍（出口功能性梗阻）原因的影像学检查。

（一）造影检查方法

1. 肠道准备

要求直肠乙状结肠空虚，一般可在造影前小剂量清洁洗肠，将降结肠大便排空。如观察直肠前滑动性小肠症，可于造影前 4 小时小剂量服用钡剂使第六组小肠充盈再行检查。

2. 直肠造影

（1）钡悬液法：用质量分数为 75％～80％硫酸钡悬液灌入直肠至产生便意为止，用量需 700mL 以上。

（2）钡糊剂法：用硫酸钡粉 100g，玉米面 200g，加温开水调制成面糊状（近于软便），可用加压注入器注入直肠直至产生便意为止，用量 300mL，有食物过敏者慎用。

（3）钡液加钡糊剂法：先注入钡液 150mL，再注入钡糊剂 300mL 进入直肠至产生便意为止。

钡液法操作简单，显示直肠黏膜理想，但钡液流动性大，尤其是直肠紧张度高者，直肠充盈度较差，不易产生便意状态（需加大灌注量），钡液排出时呈腹泻状，与正常排便有较大差异，摄片时机较难掌握。

钡糊剂法直肠充盈理想，排出过程近于正常排便过程，患者有正常排便的感觉，能真实反映肛直肠形态的变化，摄片时机易于掌握，能从容地观察排便过程，但直肠近端肠腔不能充盈，直肠黏膜显示不良。

钡悬液加钡糊剂法造影是最为理想的直肠造影法，它具有以上两种方法的优点。

3. 检查摄片

患者侧坐于特制排粪桶上，分别摄取静息、提肛、力排充盈像及黏膜像，可根据病情需要摄片。摄片要包括骶尾骨、肛门及耻骨联合。

（二）读片测量及正常标准

目前采用与照片同一放大率的放大尺（可自制）和底边为 10cm 的角度仪，卢伍华教授研制的排粪桶带有标尺，且透视摄片效果好，由于个体差异较大，采用的造影方法不同，排粪摄影测量标准有异。北京医院对 120 例排粪障碍者进行观测，提出了国人的正常参考值。

1. 肛直角测量

肛直角是肛管与缘端直肠形成的夹角，其角度对排便力的导向，以及对粪便排出作用力的发挥有十分重要的作用。肛直角在力排时增大，提肛时减小，直接反映了耻骨直肠肌及盆底组织收缩和松弛功能，对诊断耻骨直肠肌失弛缓痉挛肥厚具有可靠的参考价值。

（1）测量方法：①肛管轴线与直肠壶腹段轴线构成的后夹角。②测量肛管轴线与近似直肠轴线构成的后夹角。用近似直肠轴线测量肛直角的方法是目前普遍应用的方法，我们的画线法是：画肛直肠后缘弯曲弧顶点引向直肠壶腹后缘的切线为近似直肠轴线，该线与耻骨直肠肌最贴近，对肛直角和耻骨直肠肌的功能形态变化反应敏感。国内学者多采用 Mahieu 等近似直肠轴线的画法，即"画一平行于直肠壶腹远端后缘，末端在耻骨直肠肌切迹的平行线"。事实上，肛直肠段肠曲呈"S"形，耻骨直肠肌压迹亦往往无明确界线标记，在实际操作中，Mahieu 画线法很难正确掌握，且易造成人为认识差异带来的误差。

（2）临床参考值：①钡悬液法：静息角 93.5°±13.2°，力排角 120.2°±17.3°。②钡糊剂法：静息角 99.5°±34.28°，力排角 126.7°±14.8°。男女无明显差别。

2. 功能性肛管测量

肛管即直肠通向肛缘的一段短通道，由肛周括约肌群包围，平时呈闭合状态。有解剖肛管和外科肛管之分。所谓功能肛管指排粪过程中显示的影像肛管，静息时肛管上界较易确定，相当于肛直肠环水平；提肛时肛管向上伸长；力排时肛管功能性变短，所谓变短，即随着粪便泵出，肛管呈漏斗状自上而下扩展，肛管上界随之下移所致。此时肛管上界较难确定，通常是将漏斗与管型部的移行区定位肛管上界。肛管的长度变化与其周围括约肌群盆底组织发育营养及其功能状态有关。钡糊剂法检查时显示的肛管宽度相当于排出软便的表现，对诊断肛管远端扩展不良，尤对内括约肌失弛缓异常具有可靠的参考价值。

（1）测量方法：①功能性肛管长度测量：即肛管上界中点至肛门缘的长度。肛管上界中点的确定，我们以各时相直肠后曲顶点向肛管轴线所引垂直线相交点确定，肛门口以钡剂标记确定。②功能性肛管宽度测量：在钡糊剂法摄片上测量力排时肛管上下界宽度的平均值，正常应为一直边形管道。钡悬液法失真度较大。

（2）临床参考值：①钡悬液法：静息肛管长（32.75±8.22）mm，力排时肛管长（19.24±8.4）mm。②钡糊剂法：静息肛管长（29.13±5.39）mm，力排时肛管长（20.4±5.39）mm，力排肛管宽（17.4±5.39）mm。

3. 会阴下降度测量

力排时会阴均有不同程度的下降，其程度与盆底会阴组织的发育营养和紧张度有关。目前国内学者采用的测量方法不同，多数学者以耻尾线肛上距为评判标准。耻尾线肛上距，即为耻骨联合下缘至尾骨尖的连线，静息时它相当于盆底上界的水平位置，肛管上界与其接近。力排时随粪便泵出肛管自上而下呈漏斗状扩展，肛管随之功能性变短增宽，粪便顺利排出，肛管上界亦随之下移，肛上距增大。我们认为，肛上距力排时增大的主要原因是排粪过程中耻骨直肠肌等肛管括约肌失弛缓的正常表现所致。相反，耻骨直肠肌痉挛时，肛管上界则下移不明显，甚至上移。因此，我们认为肛上距力排时不增多是一种异常表现。另外，尾骨在力排时有一定程度下展度，它影响耻尾线的稳定性，在同张照片上，同时清晰显示耻骨联合和尾骨尖标记常常不理想，造成定位困难。因此，我们提出另一种测量方法，即采用耻骶线肛上距作为评判会阴下降度的标准。耻骶线肛上距即第5骶椎下缘与耻骨联合后下缘连线至肛门缘的垂直距离。耻骶线是盆骨不动骨平面连线，标记明确易定位，肛门缘以涂钡剂标记确定，该点是盆底的下外界，也是受排粪作用力而上下移动的最敏感点，能准确代表盆底整体的上下运动度。因此，学者认为以此测量来评判会阴下降度更为准确。临床亦以肛门与坐骨结节的位置变化来评估会阴下降度。

（1）测量方法：测量耻骶线肛上距力排与静息差值为会阴下降度。

（2）临床参考值：①钡悬液法：13.5±8.8mm。②钡糊剂法：20.83±5.38mm。

女性较男性会阴下降度略大。我们以会阴下降度<25mm 为参考值。

4. 乙耻距和小耻距测量

分别为力排时充盈钡剂的乙状结肠/小肠曲最低点至耻尾线/耻骶线的垂直距离，正常人力排时乙状结肠和小肠曲最低位置多位于耻尾线，即盆底上界之上。当耻尾线标志点不明确时可以耻骶线为标准评估，正常参考值为（10.6±12.7）mm，男性略大于女性，钡悬液法与钡糊剂法无明显差别。

5. 直肠前膨突度测量

直肠前膨突多见于女性，指直肠远端前壁向阴道方向凸出呈囊状，形成原因与女性局部解剖和生理特点有关，在力排时，正常女性中有 77.6％可出现轻中度直肠前膨突。

测量方法：国内多采用卢武华教授推广的方法，即以半圆仪 90°处对准膨突顶部，后移至膨突起始部，即肛直肠环前压迹上缘处，画一弧为模拟正常直肠前壁，该线与至膨突顶部距离为深度，该线与直肠相交段为前突宽，前突深度≤15mm 为轻度，深度 16～30mm 为中度，深度≥30mm 为重度前突。

（三）直肠排空障碍（出口功能性梗阻）便秘的诊断

1. 盆底痉挛综合征

盆底痉挛综合征系指力排时盆底肌群功能紊乱，主要是指耻骨直肠肌内括约肌等排粪肌呈持续收缩状态，不松弛，也可称之为肛管失弛缓症。粪便不能顺利导入肛管，肛管开放增宽不良阻力增大，粪便排出困难或排不出。

（1）耻骨直肠肌失弛缓症：力排时肛直角不增大，仍近于或＜90°，甚至较静息时角度变小，耻骨直肠肌压迹不变浅展平，甚至加深，肛管不变短，肛上距增大不明显，肛管呈关闭或扩展不良，造影剂排不尽或排不出，呈"搁架征"时可能伴有耻骨直肠肌肥厚。

（2）内括约肌失弛缓症：力排时直肠颈部及肛管近端扩张膨大，近肛管门口部不扩张，突然变细或出现指压迹样狭窄，呈现所谓"萝卜根征"，造影剂于肛门口处排出受阻。

2. 直肠内脱垂、套叠

直肠内脱垂、套叠指一侧或环周直肠黏膜层或全层向远脱垂、套叠，但未脱出肛门者，套叠肠腔部分被堵塞而变狭窄，排出力增大，费力又有阻塞感、排不尽感。

钡糊剂法显示更为准切，且可准确测量其受累肠管范围供治疗参考。充盈相初排时直肠壁呈"Z"字形折曲，随着排便作用力逐步呈现典型的一般套叠征象。套入部充钡肠腔与远端鞘部构成"杵臼症"。钡悬液法多于排粪终末力排黏膜像显示，黏膜皱襞折叠越过肛直肠环呈"伞症"，上述征象在提肛时可恢复正常，测量应包括重叠肠管范围及距肛门距离，以供临床治疗参考。本征可为直肠-肛管型、直肠-直肠型和直肠-直肠-肛管型，可为单发或多发，以前者为多见。

3. 直肠前窝滑动性肠疝

乙状结肠或小肠曲疝入直肠子宫/膀胱窝内，挤压直肠，影响直肠充盈和排空，出现便意频，每次排出量少。力排时显示充钡的乙状结肠或小肠曲最低点离耻尾线或耻尾线超过 2cm，带节育环女性更易确定。

4. 直肠前膨突症

直肠前膨突症见于女性，尤以中老年经产妇多见。直肠前与便秘的关系可视为因果关系。无排便障碍的女性力排时亦可见前突，所以前突在某些患者并不一定就是便秘的主要原因，但重度前突则视为异常。重度前突者力排时，前突可凸向阴道口，会阴体亦受压迫而变扁，排便作用力被导向阴道口，被缓冲所耗损，不能向肛管充分发挥其作用，产生排便无力感，排便终了时前突仍有滞留，排不尽。伴有耻骨直肠肌失弛缓时呈现"鹅头征"。阴道内填塞压迫前突排粪试验可确定对便秘的影响程度及预测手术治疗的疗效。

5. 会阴下降综合征

多数学者以肛上距增大超过 35mm 诊断会阴下降，事实上肛上距增大主要由所谓肛管上界下移程度决定，而肛管上界下移有两个基本因素：①力排时粪便泵出，挤扩肛管，肛周括约肌松弛，肛管自上而下呈现"漏斗状"扩展，漏斗颈部及肛管上界扩展性下移。②盆隔受排便作用力压缩并下降，因此，肛上距的增大应视为耻骨直肠肌等肛周括约肌弛缓功能的正常表现。肛门是盆隔会阴的最低点，受排粪作用力上下移动，代表了盆隔升降运动且为最敏感区域，测定该部下降度，方能反映整体会阴张力和抵抗力的强弱。

有人认为，会阴下降是个综合征，为盆底神经肌肉受损后位置异常下降，会阴组织薄弱，抗力降低，所支托的多种组织器官也随之发生松弛性异常的综合征。排粪造影表现会阴下降程度增大异常，且往往合并有直肠前膨突、内脱垂套叠、骶直分离、滑动性肠症和子宫下垂异常。因此不宜单纯依据会阴下降度＞3.5cm 诊断。

上述种种异常，在便秘患者排粪造影中往往可见两种以上的异常存在，用钡糊剂法直肠造影更为确切。

值得注意的是，尽管 X 线影像学检查对便秘的直接原因有一定的诊断和鉴别价值，但是由于排便机制是个复杂的过程，往往受多种因素的影响，有时亦需重复检查。要确切地研究便秘的机制及个体的具体病因，还应配合其他方面的检查。

三、超声检查

（一）解剖概要

大肠全长 1.5m，在右髂窝处与回肠连接，终止于肛门。可分为盲肠、阑尾、结肠、直肠。结肠又可分为升结肠、横结肠、降结肠、乙状结肠。大肠在腹腔内围成"门"字形，空肠和回肠盘踞在门框内。

1. 盲肠和阑尾

盲肠和阑尾位于右髂窝，盲肠长 6～8cm，是大肠起始部，下端游离呈囊状。盲肠与回肠交界处，有凸向盲肠腔内上下两片皱襞，称为回盲瓣。回盲瓣有抑制小肠内容物过快进入大肠的功能，同时也可防止大肠内容物反流进入小肠。

阑尾位于盲肠下内侧，开口于回盲瓣下方的盲肠内后壁，呈蚯蚓状盲管，长为 7～9cm。阑尾位置因人而异，变化很大，常见位置有回肠前位或后位，盲肠下位，盲肠后位及腹膜后位等。

2. 结肠

结肠近端与盲肠连接，下端与直肠连接，是大肠最长的一段。

（1）升结肠：升结肠是盲肠的延续，在腹腔右外侧沿后腹壁及右肾外前方上行抵达肝右叶下方，由此向左弯曲形成结肠肝曲连接横结肠。升结肠外侧与右侧腹壁相邻，内侧下段后方为腰大肌。

（2）横结肠：横结肠自结肠肝曲向左行至脾脏下方，再向下弯曲形成结肠脾曲，延续连接降结肠。横结肠系膜与后腹壁相连，活动度较大，仰卧位时多位于胃的下方。

（3）降结肠：降结肠由结肠脾曲起始，沿腹腔左侧壁下行，在左髂嵴处连接乙状结肠，降结肠上段后方与左肾相邻。

（4）乙状结肠：乙状结肠自左髂嵴起至第 3 骶椎上缘处连接直肠，全长呈"乙"字形弯曲。乙状结肠借助于乙状结肠系膜连于后腹壁，有一定活动度。其后方是盆腔，前下方为膀胱底部。

3. 直肠

直肠为消化管末段，位于盆腔内，上接乙状结肠，在骶、尾骨前方下行穿过盆隔，终于肛门，全长 15～16cm。盆腔以上部分，称为直肠盆部；盆部以下部分，称为直肠肛门或肛管。直肠的行程是弯曲的，其主要的弯曲有上方的直肠骶曲和下方的会阴曲。

直肠盆部长 12cm，其下段肠腔膨大，称为直肠壶腹。在直肠盆部黏膜面，可见 2～3 个半月形的直肠横襞，是由黏膜与环行肌层构成，它有支持粪便的作用。

直肠肛门部长为 3～4cm。其上段的黏膜凸起形成 6～10 条纵行黏膜皱襞，称肛柱。各条肛柱的下端有半月状小皱襞相连，形成袋状凹陷，称肛窦，窦深 3～5mm，底部有肛窦的开口。

（二）检查技术

1. 仪器

实时超声仪能实时显示肠道情况，使用方便。所以，它是肠道超声检查较为理想的仪器。

2. 探头与频率

因患者体形差异，肠道气体干扰和病灶所在深度不同，可选用不同的探头。如体胖，病灶深，并有肠气干扰者应选用扇形探头；气体干扰少，病灶表浅且范围较大者可首选线阵探头；凸阵探头特点介于两者之间；直肠检查时选择专用的直肠探头。探头频率一般可用 5.0～7.0MHz。

3. 显像方法

（1）结肠灌水充盈显像法：通常经肛门缓慢灌注温开水或生理盐水 1000～1500mL，在灌水的同时进行超声检查。

（2）直肠水囊显像法：经肛门放入连接肛管的胶囊，然后通过肛管向囊内注水，直至水囊充盈，内部气体排净，即可持探头在小腹部对直肠及其周围结构进行超声检查。

（3）经直肠超声检查方法：应用直肠探头外加保护橡胶套后，直接插入直肠检查。

扫查步骤：超声检查大肠通常是在灌肠的同时进行检查。探头扫查步骤按直肠→乙状结肠→降结肠→结肠脾曲→横结肠→结肠肝曲→升结肠→盲肠（回盲部）的顺序进行。扫查中可随时调整探头断面，分别以横断、纵断或斜断来扫查大肠各段的回声情况。必须注意到结肠肝曲和结肠脾曲的位置较高，可通过肝脏、脾脏或肾脏做声窗检查，有利于上述各部位的超声显示。

检查前准备及注意事项：

检查前准备：①超声检查必须安排在 X 线钡剂灌肠检查前，若患者已行上述方法检查，最好隔日再接受超声检查。②肠道超声检查前 1 天晚餐进流质，睡前服轻泻剂，以便检查当日排净大便。接受检查之前仍应再行清洁灌肠。③乙状结肠及直肠上段超声检查时，可嘱受检者充盈膀胱，以利于超声检查。④检查前应准备好各类物品，如灌肠桶、肛管、温度计、特制气囊导管、充盈剂及生理盐水等。

检查注意事项：①肠道空腹超声检查，目的主要是了解空腹时肠道的回声状态，以便与充盈后的肠腔回声做比较，以及观察肠腔内容物的滞留情况以及有无腹水和其他脏器的病变。②灌肠时为避免患者不能忍受而造成检查失败，可采取下列措施保证全段结肠的充盈与暂时保留，以利于超声对大肠的全面检查。灌肠用的溶液温度应控制在37℃左右，切忌使用肥皂水，以免刺激肠道产生便意；灌肠时肛管插入深度以抵达乙状结肠较为合适，同时采用头低臀高位，灌肠完毕后拔出肛管，肛门处填压纱布，并嘱患者自己加以控制配合检查；灌肠速度应控制在 60mL/min 以下；检查动作应轻柔，避免过重挤压，必须密切注意患者的反应情况。③直肠水囊灌水的注入量一般为80~100mL。以避孕套代替水囊，效果较好，不易破裂。液体注入后使用止血钳加紧导管，以防止液体外溢。④对各种肠道肿块（炎症或肿瘤等）超声定性诊断有困难时，可做超声引导下穿刺细胞学或组织学检查，但穿刺前必须排除动脉瘤等易导致出血的病灶。⑤经直肠检查前需排空大便，并清洗会阴部。

4. 检查适应证

（1）肠道肿瘤：①良性肿瘤：结肠平滑肌瘤等。②恶性肿瘤：结肠癌、直肠癌、结肠平滑肌肉瘤、结肠恶性淋巴瘤。

（2）肠道炎症性疾病：如急性阑尾炎、肠结核等。

（3）肠道梗阻性疾病：如肠梗阻、肠套叠等。

（4）肠道其他疾病。

5. 观察内容和正常大肠声像图

（1）超声观察内容：①肠壁层次结构关系及其连续性。②肠壁有无增厚或局限性肿块与凹陷形成。发现肠壁增厚，肿块及凹陷时，应注意观察其位置、形态、大小、厚度、范围及内容回声结构。③肠壁有无扩张、积液、变形及狭窄。④肠蠕动有无亢进，减弱或消失。⑤怀疑恶性肿瘤者，应重点观察肿瘤的管腔外表现，如周围脏器转移灶等。

（2）标准断面图：肠腔充盈后，探头沿大肠的走向左纵断扫查时，可分别显示直肠、乙状结肠、降结肠、横结肠。降结肠呈长管状结构，并相互连续；如沿大肠走向做横断扫查时则各部肠管可呈"圆形"或"类圆形"的管状结构，形态规整。

（3）正常声像图表现：①大肠声像图，空腹状态下超声仅根据大肠的解剖与体表投影进行扫查，声像图可显示肠腔内容物的回声，但难以显示和辨认肠壁结构。经灌水或充盈剂后，肠腔气体消失，肠壁呈连续的线条状略强回声。乙状结肠、结肠脾曲、结肠肝曲部位的肠壁可扭曲，肠腔宽度较匀称，肠壁黏膜面整齐、光滑。②大肠充盈法超声检查，可显示与胃壁5层结构相似的肠壁层次结构。超声检查声像图自内向外：第1层强回声，为肠内容物与黏膜形成的界面；第2层低回声，为黏膜层；第3层强回声，为黏膜下层；第4层低回声，为固有肌层；第5层强回声，为浆膜层。

（三）诊断

1. 大肠癌

（1）病理和临床表现：包括结肠癌和直肠癌，可发生于自盲肠至直肠的任何部位，我国以左半结肠发病率为高，但也有报道，高发区女性右半结肠癌的发病率较高。近年来，国内外的资料均提示右半结肠的发病似有增高的趋势，而直肠癌的发病率渐趋下降，这一趋向可能与饮食生活习惯等变化有关。

病理形态：①肿块型，肿瘤向肠腔生长，好发于右侧结肠，特别是盲肠；②浸润型，沿肠壁浸润，容易引起肠腔狭窄和肠梗阻，多发于左侧结肠；③溃疡型，其特点是向肠壁深层生长并向周围浸润，是结肠癌常见类型。

临床表现：①排便习惯改变与粪便性状的改变，多表现为排便次数增加，腹泻，便秘，便中带血、脓或黏液。②腹痛，常为定位不确切的持续隐痛，出现肠梗阻腹痛加重或有阵发性绞痛。③腹部肿块。④肠梗阻表现。⑤全身症状，如贫血、消瘦等。由于癌肿病理类型和部位的不同，临床表现有所区别：一般右侧结肠癌以全身症状、贫血、腹部肿块为主要表现，左侧结肠癌以肠梗阻、便秘、腹泻、便血等症状最为显著。

（2）声像图表现。

壁增厚型：肠壁向心性不规则增厚伴管腔狭窄，肿瘤实质为不均匀的低或较低回声；常见超声像病理征象为"假肾"征和"靶肾"征。病变处肠内容物通过不畅，近端肠管扩张或肠梗阻。

肿块型：表现为局限性、形态不规则或菜花状，向腔内隆起的较低回声型肿块，表面不平整，实质回声不均匀。肿块外界常因癌组织浸润而显得界限不清，病变周围肠壁多正常。①溃疡型：以管壁增厚为主，中心区有局限的溃疡凹陷，溃疡基底处的管壁明显变薄。②其他表现：肿瘤部位肠管僵硬，肠蠕动消失。③肿瘤转移征象：可见肿瘤淋巴回流区域淋巴结肿大，肝脏等器官转移。④彩色多普勒超声：在肿块型的部分管壁增厚型肿瘤实质内有不规则血流信号。

（3）诊断和鉴别诊断：声像图显示局限性肠壁不规则增厚或肿块，呈不均匀低回声，局部肠腔狭窄或偏移，结合临床表现可诊断大肠癌。超声对于进展期大肠癌的显示率高，能显示病变的范围和形态特征。结肠灌水法可使结肠癌肿瘤的形态变得更加具体可认，有利于对大肠癌所在的位置、形态、大小、范围及浸润深度做出判断。超声检查在显示结肠肿瘤的同时还可以帮助了解周围淋巴结肿大，肝脏等远隔脏器的转移等。超声引导下对肿瘤的穿刺活检能明确肿瘤的性质和组织分化程度。但本病应与下列疾病相鉴别。

大肠平滑肌类肿瘤：肿瘤可向肠腔内或肠腔外生长。平滑肌瘤声像图表现肿物呈圆球状或分叶状，直径＜5.0cm，内部呈均匀的低回声。平滑肌肉瘤的声像图表现为肿瘤形态多为分叶或不规则，直径＞5.0cm，瘤体内部不均匀，常有液化坏死，假腔形成，周围淋巴结和肝脏转移多见。

结肠恶性淋巴瘤：以回盲部多见，表现为肠壁增厚或肿块，肿瘤内部呈均匀低或弱回声，透声性好，彩色血流较多，周围淋巴结肿大多见，不易引起肠梗阻。

肠结核：肠结核的好发部位在回盲部，声像图表现肠壁局限性增厚，边缘僵硬，肠腔狭窄变形，声像图与结肠肿瘤混淆。鉴别诊断需结合病史、体征及其他检查综合分析。X 线钡剂灌肠对肠结核的诊断具有重要价值。

以上疾病声像图鉴别困难时，确诊需要超声引导下细针穿刺细胞学和组织学检查。

2. 大肠恶性淋巴瘤

（1）病理和临床表现：大肠淋巴瘤占胃肠道恶性淋巴瘤的 10%～20%，70%位于盲肠，其次为直肠及升结肠。肿瘤常呈单发或多发肿块，也可以管壁增厚方式生长，病变处常有黏膜覆盖，黏膜面有时发生溃疡。本病常以腹胀、疼痛、恶心、呕吐、黑便、食欲减退或腹部肿块等就诊时被影像学或内镜检出。

（2）声像图表现：①肿瘤位于黏膜下，部分瘤体表面可见黏膜皱襞。②肠壁弥漫性增厚或局限性肿物，有时表现为黏膜下多结节。③实质呈均匀的低回声或近似无回声，透声性好，后方回声略增强。④适当调节仪器增益条件可见肿物内部多结节或网格结构。⑤肠腔狭窄程度不严重。⑥有时可见肝、脾大或腹部淋巴结肿大。⑦彩色多普勒超声所见较大肿瘤内部可见较多血流信号。

（3）诊断和鉴别诊断：大肠恶性淋巴瘤的实质回声低而均匀，管壁增厚的程度比癌明显，而肠梗阻表现不明显，瘤体内部彩色血流较多，伴有周围多发淋巴结肿大，超声可诊断本病，必要时超声引导下对肿块做穿刺活检对恶性淋巴瘤的确诊有重要价值，需要做鉴别的肿瘤主要是大肠癌。

3．大肠平滑肌类瘤

（1）病理和临床表现：胃肠道平滑肌类肿瘤是发生于消化道的平滑肌组织的间叶性肿瘤，分良性的平滑肌瘤和恶性的平滑肌肉瘤。肿瘤可发生在消化道的任何部位，发生于大肠者较为少见。肿瘤是圆球状，随即可以向分叶状或更不规则形态发展，肿瘤的生长方式为：①将黏膜顶起向管腔内生长；②凸向浆膜，长在管壁外；③向管腔内、外同时生长，肿瘤表面可形成溃疡型。较小的肉瘤就会出现实质的弥漫性出血坏死，继而出现液化坏死。当坏死液化腔和溃疡相通时有假腔形成。患者常见临床表现为腹部不适或疼痛，常因消化道出血、腹部肿块而就诊。

（2）声像图表现。

平滑肌瘤的声像图表现：大肠区圆球状或分叶状肿块，内部呈均匀或较均匀的低回声，肿瘤最大直径<5.0cm；肿块边界清晰；可有小溃疡，溃疡规则，基底较平滑。

平滑肌肉瘤的声像图表现：肿瘤的形态多为分叶状或不规则，直径>5.0cm，文献报道，肿瘤平均直径多在10.0cm左右；瘤体内部回声增强、不均匀；常有深大而不规则的溃疡凹陷；实质内有液体，液体区较大而不规则；若液化与溃疡贯通，肿瘤内生成假腔；易引起周围淋巴结核肝脏转移。

超声分型：①腔内型：肿物向腔内生长，局部管腔变窄；此型在小肠和大肠少见。②壁间型：肿瘤同时向腔内、外生长。③腔外型：肿瘤主要向浆膜外生长，有时管腔受压变形不明显。

（3）诊断和鉴别诊断：肠道平滑肌类肿瘤常以腹部不适或腹部肿块被查出，超声根据肿瘤形态、大小、位置和内部回声等特征提示肿瘤的部位、生长方式及其性质等。肿瘤实质回声的不均匀、溃疡增大、实质液化、假腔形成和周围淋巴结肿大、肝脏转移等是平滑肌肉瘤的诊断依据。发生在小肠和大肠的平滑肌类肿瘤以外生型平滑肌肉瘤居多。声像图上主要需和腹膜后其他组织来源的肿瘤（如神经源性肿瘤、脂肪类肿瘤等）相鉴别。

4．大肠脂肪瘤

（1）病理和临床表现：包括脂肪瘤和血管平滑肌脂肪瘤，大肠脂肪瘤发病率次于小肠，最常发生于盲肠，升结肠及乙状结肠次之。肿瘤直径为0.5～8.0cm，平均为3.0cm，肿瘤大多位于黏膜下，呈息肉状。临床多以肠梗阻、肠套叠等并发症来就诊时被超声确诊。

（2）声像图表现：位于黏膜下的圆球状或扁圆球状肿块，实质为较强回声。超声检查时容易被误认为肠内容物。肠道脂肪类肿瘤的声像图上不易见到隆起的黏膜皱襞。

（3）诊断和鉴别诊断：超声检查如果发现肠腔内强回声型球体状肿块时，应首先考虑此肿瘤。老年人超声检查发现肠梗阻或肠套叠的同时若在病变远端发现上述结构时也有确诊价值。

5．阑尾黏液囊肿

（1）病理和临床表现：阑尾黏液囊肿是发生在阑尾的囊性肿瘤，临床也比较少见。少数囊肿因阑尾黏膜粘连，管腔闭塞后黏液潴留所致，少数原发于阑尾的囊性黏液性腺瘤或黏液性腺癌。此种肿瘤可破裂，囊内黏液或黏膜上皮溢入腹腔，种植于腹腔的上皮细胞均能不断地分泌黏液，引起腹腔脏器广泛粘连，形成腹腔假黏液瘤，大量腹水。患者常以腹水、腹胀而就医。

（2）声像图表现：表现为盲肠下方的长椭圆球状囊性无回声区，囊壁薄而均匀。囊液稠厚或感染时使回声增强不均匀。种植的肿块表现为脏、壁层腹膜上形态各异的蜂房状低回声结构，实质间可见散在小的囊性区，腹水稠厚，变换体位时可见飘落的细小回声。

（3）诊断和鉴别诊断：阑尾囊性肿物位于右侧髂窝，上接盲肠，后方是正常的腰大肌和髂血管，超声诊断的准确性较高。根据囊壁的厚度和规整与否，能区别良性囊肿和恶性的囊腺癌。一般不提倡超声引导下对囊肿的穿刺操作，以避免囊壁破裂所致的囊液腹腔扩散，腹腔穿刺抽出黏稠腹水对诊断有重要帮助。回盲区囊性肿瘤主要与腰大肌脓肿、腹膜后囊肿以及右侧卵巢囊肿相鉴别。

6. 急性结肠炎

（1）病理和临床表现：急性结肠炎的致病因素复杂，食入不洁的食物和饮料最为常见，常常与胃肠同时发病，称为急性胃肠炎。急性肠炎的病理改变有肠壁黏膜充血水肿，血液循环障碍时，肠壁有程度不同的坏死。临床表现有急性腹痛、腹泻等。肠壁缺血坏死时可以进一步导致穿刺。病程进展迅速。

（2）声像图表现：①肠壁均匀性增厚，范围较广，肠壁层次结构存在，增厚以黏膜层为主，回声稍强。②管壁较柔软，蠕动不消失。③病变处肠腔轻度充盈，内容物以液体状物为主。④近端正常部分肠管腔内常有积气、食糜潴留等表现。⑤二维彩色多普勒超声能查出病变周围和增厚管壁上有血流信号。

（3）诊断和鉴别诊断：急性肠炎发病较急，腹痛等临床症状明显，病情发展变化大。超声检查中，若见上述超声表现时，发生该病的可能性极大。超声检查需要鉴别的疾病是克罗恩病、肠结核等。

7. 溃疡性结肠炎

（1）病理和临床表现：溃疡性结肠炎是发生在结直肠的非特异性炎性疾病。病变常先在直肠或乙状结肠炎开始，较轻者仅限于直肠和乙状结肠；严重者可向近端进展而累及降结肠或全结肠。病变多局限于黏膜层和黏膜下层，浆膜层一般完好，轻型病例仅有黏膜的糜烂，重型病例可见大片水肿、充血及溃疡形成。本病各个年龄均可发病，但多见于青年，表现为腹泻及脓血便、腹痛、里急后重、发热乏力等全身症状。

（2）声像图表现：①轻型病例：直肠及乙状结肠肠壁轻度全周均匀增厚，以黏膜层和黏膜下层为主，肠腔内可见液体充盈。②重型病例：直肠乙状结肠、降结肠或全结肠范围更广泛的肠壁全周均匀增厚，以低回声为主。高频超声可更好地观察增厚肠壁层次尚存在，同时超声还能观察腹腔内是否有脓肿形成、肠道穿孔等并发症。

（3）诊断和鉴别诊断：超声观察直肠乙状结肠或更广泛的结肠肠壁全周均匀增厚，高频超声显示肠壁的层次尚存在，肠腔内液体充盈，结合病史可诊断本病。意大利学者 Arienti 对 57 例重型溃疡性结肠炎患者行超声检查，结果发现，超声对溃疡性结肠炎肠壁增厚及病变范围的观察，可以作为本病诊断的一个指标，同时对肠腔内的并发症如脓肿形成、肠穿孔、肠瘘形成等能做出较为准确的诊断。并可作为溃疡性结肠炎患者治疗效果监测的重要指标。本病需和克罗恩病鉴别，后者病变常发生在回肠末端，管壁全周轻度增厚，常伴有肠腔狭窄、肠梗阻、周围淋巴结肿大。

8. 急性阑尾炎

（1）病理和临床表现：急性阑尾炎在急腹症中居首位。病理上分单纯性阑尾炎、化脓性阑尾炎和坏疽性阑尾炎。单纯性阑尾炎的主要病理改变是充血、水肿和白细胞浸润，阑尾肿胀轻微。化脓性阑尾炎也叫蜂窝组织炎性阑尾炎，阑尾脓肿明显，壁间形成多发性小脓肿，腔内积脓，阑尾周围可有脓性渗出液。坏疽性阑尾炎的管壁缺血、坏死，容易继发穿孔，周围有较多渗出液。患者的症状和体征是转移性右下腹痛，阑尾区压痛和反跳痛。血液常规检查白细胞计数升高，中性粒细胞增多。

（2）声像图表现：阑尾位置变异大，超声检查因受肠气干扰，很难见到正常的阑尾。阑尾体积脓肿时在声像图表现为一低回声的管状结构，张力大，探头不能扁，短轴断面呈圆环状，阑尾管壁因炎症水肿等呈现增厚，炎症进一步的发展可以沿阑尾根部向盲肠蔓延，引起局部管壁增厚，此现象对于寻找肿大阑尾有积极的帮助。阑尾管腔因积液而扩张，腔内致密强回声粪石。阑尾肿大如团块状，壁间回声不均匀，是急性阑尾炎程度加重或脓肿形成的表现。肿大的阑尾周围有局限性积液则提示炎性渗出甚至阑尾周围脓肿形成。回肠末端经常伴有轻度肠管扩张，管壁蠕动较缓慢。

（3）诊断和鉴别诊断：阑尾肿大、囊腔扩张积液、阑尾结石、阑尾周围炎性渗出甚至脓肿形成以及探头在此部位的压痛、反跳痛有助于超声诊断急性阑尾炎。超声显示肿大阑尾的能力与阑尾的形态、肿大程度、所在部位的声波干扰等因素有关，仪器的质量、探头频率和检查医师的技术也影响诊断准确率。低、高频探头的使用，探头缓慢加压使阑尾的显示率明显提高。超声显示肿大阑尾，需与局部充盈的肠管相鉴别，充盈的肠管有蠕动，探头可压扁。

9. 肠套叠

（1）病理及临床表现：一段肠管套入相连接的另一段肠腔内称为肠套叠。常见于小儿外科急诊，成人则多继发于肿瘤。被套入的肠管因血液循环障碍使肠壁充血、水肿而增厚，继而发生坏死。肠套叠几乎都伴有近端肠管的梗阻。肠套叠的主要临床表现为突发的间歇性腹痛、呕吐、便血和腹部包块。

（2）声像图表现：①肠套叠包块：套叠的肠管长轴切面上可见肠管重叠的"套筒"样征象，多层肠管呈平行排列，远端被套入的肠壁反折处可见肠管上下对称的反折现象。短轴切面为大、中、小3个环状结构形成的偏心性"同心圆"或"靶环"状，外环为最外面的非套入远端肠管，没有管壁增厚现象；中间和内部两个环状结构是被套入的近端肠管，其管壁因充血水肿等有轻度均匀性增厚。中环和内环的交界处可见到较强回声的肠系膜；彩色多普勒超声检查可在此部位了解血流的改变，以判断肠壁的血液循环变化。②肠梗阻表现：套叠以上的肠管扩张，内容物在套叠处通过受阻。③成年人的肠套叠：需注意病因的检查，主要是肠壁内生型肿瘤。

（3）诊断和临床评价：声像图显示腹部包块长轴呈"套筒"样征象，短轴呈"同心圆"征象，即可诊断肠套叠。超声诊断肠套叠的敏感性和特异性高，方法简便，无须造影，能同时观察近端肠管梗阻的程度，发现远端肠管的肿瘤等病因，彩色多普勒超声观察套入肠管和系膜的血运情况。在超声监视下结肠灌水的复位性治疗效果优于 X 线下空气灌肠复位，因无 X 线辐射，操作者可以通过实时的超声观察，了解灌肠时套叠的复位情况，是治疗肠套叠的最佳方法。

10．肠梗阻

（1）病理和临床表现：肠腔内容物不能正常向下运行通过，称为肠梗阻，是临床常见而严重的一种急腹症。根据病因和病理表现分为机械性肠梗阻和麻痹性肠梗阻；还根据梗阻的程度分成完全性肠梗阻和不完全性肠梗阻。病理生理改变是肠梗阻部位以上的肠管扩张、积液和积气，严重并发症有肠穿孔和肠壁坏死。机械性肠梗阻的扩张肠管管壁蠕动活跃，梗阻远端常可以发现病因如肿瘤、结石、肠套叠等；麻痹性肠梗阻时肠壁蠕动波浅弱，甚至消失。

肠梗阻的主要症状是阵发性腹部绞痛、腹胀、呕吐，机械性肠梗阻的肠鸣音亢进。完全性肠梗阻时无排便和排气。

（2）声像图表现：①肠管扩张，腔内积液、积气，梗阻早期气体不多；肠管扩张的范围、程度是判断梗阻的部位和性质的重要依据。②肠壁黏膜皱襞水肿、增厚。③机械性肠梗阻肠壁蠕动增强，幅度增大，频率加快，甚至出现逆蠕动，肠腔内容物随蠕动也有反向流动。④麻痹性肠梗阻时肠管淤张，肠蠕动弱或消失。⑤短期内超声复查见腹腔游离液体明显增加。⑥梗阻原因诊断：机械性肠梗阻远端出现异常回声对于原因的确定有重要帮助，常见原因有肿瘤、异物、肠套叠、疝气等；麻痹性肠梗阻可以出现在机械性肠梗阻晚期，更多见于手术后或继发于其他急腹症（胆囊炎、急性胰腺炎、急性阑尾炎等）。

（3）诊断和临床评价：超声发现较稳定的一段范围的肠管扩张和内容物淤积，即可明确肠梗阻的存在。超声能明确肠梗阻的范围、程度、腹腔内有无液体。检查中需要注意辨别梗阻远端，以寻找机械性肠梗阻的病因。超声诊断梗阻是一个简便而准确有效的新方法。

11．先天性巨乙结肠症

（1）病理和临床表现：本病为先天性乙状结肠发育异常，肠管过度膨胀，故称之为先天性巨乙结肠症。病变有时可以延及到横结肠甚至整个结肠。本病男性患者占总发病率的 80% 左右。临床症状主要有大便规律改变、便秘、腹痛等。

（2）声像图表现：①空腹可见与直肠相通的囊液性结构，内容物随每日摄入食物性质和量而变化，排大便前后其大小和内容物也有改变；此囊液性结构（扩张的结肠）常因炎症所致管壁水肿，轻度增厚。②灌肠下结肠充盈检查可见肠管异常增大，有确诊意义。

（3）诊断和鉴别诊断：声像图表现左下腹与直肠相通的囊性结构，壁增厚，灌肠下此肠腔异常扩张，即可确诊。既往要依靠 X 线下消化道造影明确诊断。超声对本病诊断的特异性很高，值得向临床推广，检查时需要注意和其他腹部囊实性肿物鉴别，只要对本病有一定认识，鉴别并不困难。

四、CT 检查

CT 检查的工作程序是根据人体不同组织对 X 线的吸收与透过率的不同，应用灵敏度极高的仪器对人体进行测量，然后将测量所获取的数据输入电子计算机。电子计算机对数据进行处理后，CT 机可摄下人体被检查部位的断面或立体的图像，发现体内任何部位的细小病变。CT 图像是以不同的灰度来表示，反映器官和组织对 X 线的吸收程度，具有高的密度分辨率，清晰地显示由软组织构成的器官，并在良好的解剖图像背景上显示出病变的影像。

（一）CT 检查

1. 适应证

腹部及盆部疾病的 CT 检查，应用日益广泛，主要用于肝、胆、胰、脾、腹膜腔及腹部后间隙，以及泌尿和生殖系统的疾病诊断，尤其是占位性病变、炎症性和外伤性病变等。

2. 检查前准备

（1）肠道准备：方法同结肠镜检查准备。

（2）对比剂选择：灌注或口服造影剂，使消化管壁内外形成对比。造影剂有三类。

等密度造影剂：实际上就是饮用水。

低密度造影剂：为脂类和气体。

高密度造影剂：以 1%～2% 泛影葡胺应用最多。

（3）增强扫描剂：根据病情需要静脉注射对比剂行增强扫描，需事先准备对比剂。通常选用非离子型造影剂，如碘海醇等。①检查前需要进行碘过敏试验。②凡对碘过敏者，甲状腺功能亢进症患者和肺、心、肾功能不良者都应忌用造影剂，对老年人及糖尿病患者则慎用。③CT 增强扫描患者在静脉注射造影剂之前常规使用地塞米松 10mg 静脉注射，也可起到预防碘剂过敏的作用。④在实施检查中应有一系列的对应防范措施，一旦发生变态反应，迅速纠正过敏性休克，及防治喉头水肿产生的窒息性缺氧等。

3. 注意事项

（1）检查一般采用仰卧位，根据需要也可采用俯卧或侧卧位。

（2）检查前适量饮水及保持膀胱充盈。女性患者在阴道内预置棉塞或气囊以利于阴道与子宫颈的定位。

（3）描述上界应包括结肠的肝区、脾区，下界应达到耻骨联合下缘相当于肛门口上。如果腹、盆腔分次检查应注意腹盆扫描范围有一个重叠区域，以免遗漏游离的乙状结肠病变。

（4）层距一般为 10mm，病变区可补充间隔为 5mm 的薄层扫描。

（5）检查时注入对比剂，更能良好地显示肠壁的层次。

4. 读片基础

（1）熟悉正常的横断解剖。

（2）CT 图像是大体解剖、大体病理和病理生理为基础。

（3）CT 最大的优点是密度分辨率高、显示横断面解剖和可以自静脉内注入造影剂做增强检查，最大的缺点是不同的病理变化可以形成相同或相似的图像，因而诊断必须密切结合临床，结合其他影像学的检查结果，相互补充，彼此印证，才能取得较高的诊断准确率。CT 并不能取代传统的 X 线检查或其他影像学检查，这是 CT 诊断必须遵循的原则。

（4）CT 值是图像像素内组织结构线性衰减系数相对的比值，现采用 HU，一般反映了该组织的密度，但受到很多因素的影响。阅读 CT 图像要注意观察 CT 图像的 CT 值，作为分析诊断的参考，但不能完全依靠 CT 值，还要同时注意分析影响 CT 值的多种因素。

（5）正常结构的改变如移位、挤压、变形、扩大或消失，常提示附近有占位性病变。

（6）病变的大小、形状、密度、边缘以及附近组织的改变均为读片要点。

（7）造影剂注入后的强化反应对病变的诊断具有很大诊断价值，可以表现为不增强、均质性增强、不规则周围性增强、内部不均匀增强、环状增强和多发性增强等，反映出病变中不同病理结构的不同变化。

5．应用范围

钡剂造影检查和内镜检查对评价肛肠病变应是首选的主要方法，但 CT 在某些方面仍有其独特价值。钡剂和内镜两者都主要限于检查肠腔的内表面、管径和形态、壁内或腔外的病变，更重要的是可直接看到肠壁及其附近的组织和器官。由于 CT 显示的是横断面解剖平面，故可避免体内各种组织的相互重叠。因此，对于评价腔外病变，CT 显然较钡剂的"腔内造影"优越。目前肛肠科 CT 检查主要用于以下几方面。

（1）判断大肠肿瘤的性质，明确恶性肿瘤的分期，以便制订治疗计划。

（2）发现复发的大肠肿瘤，并明确其病理期，便于临床上及早处理。

（3）明确大肠肿瘤对各种治疗后的反应，评价引起大肠移位的原因。

（4）阐明钡剂检查或内镜所发现的肠壁内和外压性病变的内部结构，便于进一步明确其性质。

（5）对钡剂检查发现的腹部肿块做出评价。明确肿块的起源及与周围组织的关系。通过增强检查还能显示出肿块内部的细微结构。

（6）测定 CT 值可鉴别囊性或实质性病变、脂肪瘤、血管瘤等。还可判断病变有无出血、坏死、钙化和气体存在，这是一般放射学检查所不及的。

6．临床意义

CT 能独特地显示肠道层面，能将肠壁内、肠壁外以及邻近组织器官显示得一清二楚，对于肠道肿瘤能显示腔内形态、肠壁的浸润程度，对于肠道肿瘤能显示腔内形态、肠壁的浸润程度、肠外邻近组织、器官受累范围，局部淋巴结有无肿大，以及有无远处转移等。CT 在大肠肛门病的诊断中占有重要地位，尤其是目前多层螺旋 CT 快速范围扫描和强大的后处理功能为新的大肠肛门病检查提供了有力手段。

（二）CT 仿真结肠镜（CTVC）检查

CT 仿真结肠镜（CT Virtual Colonoscopy，CTVC）检查是一项新的结直肠检查技术，1994 年 Vinling 首次报道。CTVC 是利用特殊的计算机软件将结肠的螺旋 CT 扫描后获得的图像数据进行处理，重建出结肠管腔内表面立体图，从而达到纤维内镜效果。

1．适应证

与纤维结肠镜（FC）比较，CTVC 检查舒适无创，适用范围广，尤其是用于无症状的高危人群的筛选检查，无穿孔、出血等并发症。对结肠梗阻性病变的应用已超出纤维结肠镜的诊断范围，可从梗阻点远、近端任意观察结肠内病变，对 5mm 以上的结肠肿瘤病变的细节显示与纤维结肠镜相似，可作为纤维结肠镜的模拟检查培训。但是，CTVC 不能观察肠黏膜颜色、水肿及细小溃疡、扁平病灶，不能活检。

2．检查前准备

肠道完全清洁至关重要，否则直接影响肠道的观察。准备方法同纤维结肠镜或传统的气钡双重造影检查，具体方法同纤维结肠镜或传统的气钡双重造影检查。具体方法为：检查前 2 天，进少渣饮食；前 1 天，口服 50％的硫酸镁 60mL（晨 30mL，晚 30mL），并大量饮水（1000～2000mL），禁食至检查前，扫描前 5～10 分钟肌内注射山莨菪碱 10～20mg，嘱患者左侧卧位，经肛门用肛管注入适量空气或二氧化碳 1000～1500mL，待患者觉得腹部饱胀时再仰卧位扫定位相，观察结肠内气体足够时再行螺旋扫描，如果有必要再导入气体至结肠充气足够为止。

3．检查方法

X 线速宽度 6～10mm，螺距 1.5～2mm，重建间隔 3～5mm，扫描范围为左膈下至直肠末端，扫描时间 30～40 秒。如果患者屏气时间过长，则分段 2～3 组相联系列，间隔时患者的呼吸 5～10 秒，常规仰卧位，如发现结肠内残存肠液可能掩盖病变，可变换体位，采用俯卧位或侧位重新扫描。

4．图像处理

（1）CTVC：将螺旋 CT 薄层扫描的资源数据输入工作站，用 GEHispeedCT/I 下挂的 3D 或 Navigator 软件选择 CTLung 进入，然后用平滑成像模式获得 CTVC 图像，阈值从 - 600～ - 800Hu，视觉 25°～60°，常规 45°，选 "black in white" 成像模式，显示屏上出现互动式 4 幅图像，分别是 CTVC 重建图像、轴位、冠状及矢状位图像。在后 3 个位置上，分别移动导航光标，全方位选择所观察部位的病变，同时可加上人工伪彩。再应用 "fly through" 或电影模式即可产生连续的 VE 影像。

（2）SSD：在最小密度投影（分钟 IP）的基础上用 Surface 表面软件或直接用 3D 软件，选择 CTLung，对整个结肠行 SSD 图像重建，制作结肠内气体肠壁界面的三维图像，类似于钡剂量灌肠充盈相。立体感强，直观效果好。运用 CutOff 软件可切除阻挡病变的肠壁或者兴趣段肠管，充分暴露病变。并同时应用旋转功能和局部放大显示病变细节。

（3）RASUM 技术：在 SSD 基础上使用 Raysum 软件，获得类似结肠钡剂双重造影图像，可使肠腔透明观察肠腔内病变轮廓和肠壁情况。

5．结果判断

尽管 VE 图像上有方向标记，但仅凭 VE 图像进行病变定位有一定困难，应结合轴矢、冠状位、CT 重建图像及后处理技术如 MRR、SSD 等技术才能达到 100％准确定位。一般来讲，CTVC 对病变的定性诊断能力较差，需紧密结合二维图像诊断，结肠内的粪块、钡斑、肠管的塌陷、外压性改变、回盲瓣等较难与息肉及肿瘤鉴别。通过二维影像的密度改变鉴别其性质，如粪块内密度不均匀，有气泡；钡斑的密度较高；塌陷的肠管没有气体充盈；回盲瓣在特殊的部位；外压性改变如体瘦的人腹主动脉、腰大肌、小肠的外压均可通过二维影像鉴别。如果鉴别困难，还可以通过静脉注入造影剂，息肉及肿瘤经注入造影剂后明显强化。而对于腔内肿块与管腔的整体结构与形态，CTVC 可显示肿块与黏膜的关系及表面细节，邻近黏膜皱襞的改变，对定性诊断有一定的帮助，甚至起决定性作用。如结肠癌或息肉，根据肿块的形态或溃疡周围的黏膜皱襞，肿物的特点区别良、恶性。

6．缺点

（1）技术限度：结肠扫描的范围很大，每一病例的重建图像达几百幅，需较高容量的螺旋 CT 及较高的软硬件配置。另外，图像分析耗时长，每一病例的图像分析时间需 20～60 分钟。

（2）临床限度：像钡剂灌肠和结肠镜一样，CTVC 尚有许多问题亟待解决。①结肠的粪便伪影易导致假阳性，从理论上讲需要用特定对比剂标记粪便，在处理图像过程中再将标志物删减。②扁平病灶不容易检出，粪便标记有可能帮助发现扁平病灶，如果粪便标记成功的话，也可以标记正常黏膜，这样的话，很容易区别息肉和新生物，也容易发现扁平灶。③结肠充气不足，肠液过多影响CTVC观察，易导致假阴性。如果充气过度，结肠的黏膜皱襞被展平，则影响黏膜细节的观察；充气的小肠重叠，则影响SSD的观察。

五、磁共振检查

磁共振成像（Magnetic Resonance Imaging，MRI）与CT成像基本原理不同，它不是由X线透过人体强度的衰减，而是利用人体组织中原子核运动所产生能级和相位变化，经过电子计算机运算处理而转变成图像。人体组织中大量存在并能产生较强信号的氢原子核（H）或称质子具有自旋及磁矩的物理性能。在外加磁场的作用下，质子以一种特定方式绕磁场方向旋转。在经受一个频率与质子自旋频率相同的射频脉冲激发，便引起质子共振，即所谓磁共振，并发生质子相位与能级变化。在射频脉冲停止激发后，质子的相位和能级又由非平衡状态转入平衡状态，亦即由激发后状态转变为激发前状态。这个过程称为弛豫过程，经历的时间称为弛豫时间（T_1和T_2）。它反映质子的运动特征。这些能级变化和相位变化所产生的信号均能为位于身体附近的接收器所测得，经过电子计算机的运算处理转变成图像。因此，构成人体组织的MRI的要素是身体组织中的质子密度的差异仅为10%，而弛豫时间则可相差百分之数百，甚至可以反映分子结构上的差异，这就开拓了MRI作为疾病诊断的广阔前景。MRI与CT均属计算机成像，图像都是体层图像，有共同病理生理与病理解剖基础，因此解释图像的许多原则是相同的。

1. 优点

与CT相比，MRI有以下优点：①没有电离辐射，对机体无甚不良影响；②可以直接做出横断面、矢状面和各种斜面图像；③没有CT图像中的伪影；④比CT有更高的软组织分辨率；⑤无须注射造影剂即可使心腔和血管腔显影。

2. 缺点

在下列3个方面MRI不如CT：①空间分辨率差；②价格贵；③对体内金属起搏器、金属异物易产生"导弹效应"，属检查禁忌。

3. 临床应用

（1）直肠癌诊断：MRI除与CT一样可提供直肠横断面图像信息外，还可提供直肠矢状面图像。较CT优越的是其可检测到软组织内的细微变化。由于脂肪与软组织MRI信号的不同，故能较易检测到肿瘤的局部扩展。MRI可以从没有增大淋巴结中信号的改变来诊断淋巴结的瘤转移。MRI检测肝脏转移癌的灵敏度与CT相等。故MRI是术前评估直肠癌的理想检查。目前直肠癌MRI的临床诊断多是采用整体线圈自旋回波技术。原发肿瘤可呈局部肠壁增厚，在静注DTPA后增强。良好的肠道准备和利用造影剂或球囊的膨胀以扩张肠腔有利于原发肿瘤的检测。病灶的信号取决于射频脉冲系列的选择和肿瘤的组织学性质。在普通T_1序列（短TR/TE）肿瘤与直肠周围脂肪对比呈均匀低强度信号，有利于应用该序列对壁外肿瘤扩展的检查。应用T_2系列（长TR/TE）随着回波时间的延长，病灶逐渐变亮，故而限制壁外检查的应用。但是，利用球囊膨胀与小视野照相技术，T_2序列可描绘肠壁的层次，因而该系列有助于检查肿瘤的肠壁内扩散。由于采用变更体表线圈技术，在评估肿瘤局部扩展方面已取得了进展。应用双重体表线圈之后特别是应用直肠腔内线圈，对直肠肿瘤的分期更为明确。在 T_2 图像上浸润性癌肿肠壁内浸润呈低强度信号、局限性肠壁增厚和完整肌肉层，而肌层内的浸润则表现为肌层的不连续或被等强度或较高强度信号肿瘤所阻断。MRI 通过对信号变化的分析，可以评估肿瘤的细胞成分。这种特殊性能可用来鉴定会阴肿块，亦即 CT 图像上常不能与肿瘤复发区别的术后骶前广泛纤维化的堆积。因为 T_2 自旋回波成像对液体内容物敏感，逐渐延长回波与重复时间能显示信号变化，可以辨别无细胞性瘢痕（纤维化）和肿瘤的复发，其表现是在回波时间延长时纤维性肿块缺乏亮的信号。但对已经放射治疗患者 MRI 的应用价值受到一定限制，在没有肿瘤组织但有水肿的情况下也可出现亮的信号。

（2）排粪障碍性疾病的诊断：排粪造影在提示肛管直肠功能障碍的功能与形态的异常方面已发挥了很好作用，但其投影性能和不能显示直肠周围软组织，使它的应用价值常受到限制。而 MRI 却可以有多层面显像能力，没有电离辐射，高度软组织分辨率能使盆腔组织器官完整成像来弥补排粪造影的不足。MRI 能清晰地显示盆腔软组织在矢状面和冠状面图像上，并以梯度回波快速扫描技术获得患者静态、盆底收缩以及用力排便时图像。MRI 还可分析一组织对另一组织的相对移动性，特别运用于具有标记性部位，如直肠瓣。因此，利用 MRI 可以评估直肠后壁固定在骶骨上的情况以利于制定手术方案。MRI 在测定肛直角与盆底位置的观察者间误差方面比排粪造影为少。但 MRI 采取平卧位检查时不能反映出真实的排粪功能，常常会遗漏排粪过程的许多形态和功能变化。随着敞开型 MRI 系统的应用，在能取得患者直立位的 MRI 图像之后，MRI 与排粪造影相结合的 MRI 排粪造影变为现实。将一特制排粪造影用座凳放在超导式敞开型的两磁壁间，患者在检查前直肠内灌入 300mL 左右含戊酸双甲基葡胺造影液，造影液内配制有土豆粉以模拟粪便。患者坐在座凳上后，用一根可弯曲的传导接收射频线圈绑在其骨盆的周围。根据轴定位相，计划摄取直肠肠腔矢状面多层相与排粪同步进行，每层 1.5cm 厚。采用以下系列参数：TR/TE23.9/11.3ms；转交 90°，1 次激发；32cm 视野连接 256×128 矩阵，使平面分辨能力达到 1.25mm×2.5mm；提供每 2 秒一幅图像，激发射频带宽 12.5kHz。应用 MRI 排粪造影可评估直肠邻近结构与间隙而不必再将造影剂注入阴道、膀胱、小肠或腹腔内。敞开型 MRI 系统能将直肠与周围结构，如前列腺、阴道、膀胱、小肠或耻骨直肠肌区分开。若采用多相位矢状面梯度回波照相还能完整地分析排粪时的肛直角、肛管的开放、耻骨直肠肌功能、盆底位置以及会阴下降程度等。此外，它还可观察直肠前后壁的细微情况，MRI 空间分辨能力足可描绘有关形态上的变化，如内套叠与直肠膨出等。提高到 1 张/2 秒，照相的时间分辨也足以显示排粪过程的动态改变。它还具有同时显示肛管、直肠周围软组织的性能，可协助评价由耻骨直肠肌反常收缩引起的盆底痉挛综合征以及由盆底薄弱引起的会阴下降综合征；显示位置低下小肠的性能，可协助诊断小肠疝。敞开型 MRI 系统开展的 MRI 排粪造影检查，将是非常有前景的检查排粪功能障碍的新方法。

第八节　实验室检查

一、血常规、血型检查

血常规、血型检查可以发现贫血、炎症、出/凝血异常、血液疾病及各种感染等。血常规检查是住院、门诊、健康体检的必查项目，是三大常规检查之一。血常规检查项目如下。

（1）白细胞计数（WBC）。项目指数：$4.0 \times 10^9 \sim 11.0 \times 10^9$/L。增高：各种细胞感染，炎症，严重烧伤，明显升高时应除外白血病。降低：白细胞减少症，脾功能亢进，造血功能障碍，放射线、药物、化学毒素等引起骨髓抑制，疟疾，伤寒，病毒感染，副伤寒。

（2）淋巴细胞百分率（LYMPH％）。项目指数：20％～40％。增高：百日咳、传染性单核细胞增多症、病毒感染、急性传染性淋巴细胞增多症、淋巴细胞性白血病。降低：免疫缺陷。

（3）单核细胞百分率（MONO％）。项目指数：3.0％～8.0％。增高：结核、伤寒、疟疾、单核细胞性白血病。

（4）中性粒细胞百分率（NEUT％）。项目指数：50％～70％。增高：细菌感染，炎症。降低：病毒性感染。

（5）嗜酸性细胞百分率（EO％）。项目指数：1.0％～5.0％。增高：慢性粒细胞白血病及慢性溶血性贫血。降低：肾上腺皮质功能亢进、再生障碍性贫血、急性心肌梗死、严重烧伤。大手术后，患大叶性肺炎、伤寒、猩红热等疾病严重。

（6）嗜碱性细胞百分率（BASO％）。项目指数：0～2.0％。增多见于慢性粒细胞性白血病、霍奇金病、癌转移、铅铋中毒。

（7）淋巴细胞绝对值（LYMPH）。项目指数：$1.0 \times 10^9 \sim 3.5 \times 10^9$/L。增高：百日咳、传染性单核细胞增多症、病毒感染、急性传染性淋巴细胞增多症、淋巴细胞性白血病。降低：免疫缺陷。

（8）单核细胞绝对值（MONO）。项目指数：$0 \sim 0.8 \times 10^9$/L。增高：结核、伤寒、疟疾、单核细胞性白血病。

（9）中性细胞绝对值（NEUT）。项目指数：$2.0 \times 10^9 \sim 7.5 \times 10^9$/L。增高：细菌感染，炎症。降低：病毒性感染。

（10）嗜酸性细胞绝对值（EO）。项目指数：$0 \sim 0.7 \times 10^9$L。增高：慢性粒细胞白血病及慢性溶血性贫血。

（11）嗜碱性细胞绝对值（BASO）。项目指数：$0 \sim 0.1 \times 10^9$L。增高：慢性粒细胞白血病，霍奇金病、癌转移、铅铋中毒。

（12）红细胞计数（RBC）。项目指数：$3.5 \times 10^{12} \sim 5.6 \times 10^{12}$/L。增高：真性红细胞增多症，严重脱水，肺源性心脏病、先天性心脏病，高山地区的居民，严重烧伤，休克等。降低：贫血，出血。

（13）血红蛋白（HGB）。项目指数：110～160g/L。增高：真性红细胞增多症，严重脱水，肺源性心脏病，先天性心脏病，高山地区的居民，严重烧伤，休克等。降低：贫血，出血。

（14）红细胞比积（HCT）。项目指数：0.32～0.53。增高：大量脱水、血液丢失及真性红细胞增多症，均由于血液浓缩而使红细胞比积增高。降低：见于各种贫血。

（15）平均红细胞容积（MCV）。项目指数：80～110fL。增高：为大细胞性贫血。降低：为小细胞低色素性贫血。

（16）平均红细胞血红蛋白量（MCH）。项目指数：26～35pg。增高：严重呕吐，频繁腹泻，慢性一氧化碳中毒，心脏代偿功能不全，真性红细胞增多症。降低：小细胞低色素性贫血。

（17）平均红细胞血红蛋白浓度（MCHC）。项目指数：310～370g/L。增高：严重呕吐，频繁腹泻，慢性一氧化碳中毒，心脏代偿功能不全，真性红细胞增多症。降低：小细胞低色素性贫血。

（18）红细胞分布宽度变异系数（RDW-CV）。项目指数：11.0%～14.1%。用于判断是否有营养缺乏性贫血。

（19）红细胞分布宽度标准差（RDW-SD）。项目指数：37.0～54.0fL。用于判断是否有营养缺乏性贫血。

（20）血小板计数（PLT）。项目指数：$100×10^9$～$300×10^9$/L。增高：原发性血小板增多症、真性红细胞增多症、慢性白血病、骨髓纤维化、症状性血小板增多症，感染，炎症，恶性肿瘤，缺铁性贫血，外伤，手术，出血，脾切除后的脾静脉血栓形成，运动后。降低：原发性血小板减少性紫癜、播散性红斑狼疮、药物过敏性血小板减少症、弥散性血管内凝血，血小板破坏增多，血小板生成减少，再生障碍性贫血，骨髓造血功能障碍，药物引起的骨髓抑制，脾功能亢进。

（21）平均血小板体积（MPV）。项目指数：9～17fL。用于判断出血倾向及骨髓造血功能变化，以及某些疾病的诊断治疗。

（22）血小板分布宽度（PDW）。项目指数：9.0～13.0fl/L。增高：急非淋化疗后、巨幼细胞性贫血、慢性粒细胞白血病、脾切除、脾功能亢进，巨大血小板综合征、血栓性疾病等。降低：提示血小板减少。

（23）血小板大细胞比率（P-LCR）。项目指数：13.0%～43.0%。增高：见于巨血小板血症患者，血小板减少性紫癜数目少，体积增大者原发性血小板增高症患者可出现巨型血小板增高。

（24）血型。检查ABO血型是输血及组织血源的首要步骤和依据。

二、尿常规检查

尿常规检查有助于判定有无泌尿系统感染及结石、肾病，还可以协助诊断其他系统疾病，如糖尿病、急慢性肝炎、急慢性溶血等。尿常规检查项目如下。

（1）尿胆原。项目指数：阴性。增高：肝功能异常，红细胞破坏增加，肠梗阻，长期便秘，急性发热。降低：胆管阻塞，急性肝炎，腹泻。

（2）胆红素。项目指数：阴性。阳性：阻塞性黄疸、肝细胞性黄疸、先天性非溶血性黄疸。

（3）红细胞。项目指数：阴性。阳性：泌尿系结石、结核及肿瘤，肾小管肾炎，泌尿系血管畸形，出血性疾病等。

（4）蛋白质。项目指数：阴性。增高：见于各种肾炎、肾病、泌尿系感染、肾结石、多囊肾，全身性疾患累及肾脏，药物引起的肾损害等。

（5）白细胞。项目指数：阴性。泌尿系感染（肾盂肾炎、膀胱炎、尿道炎、前列腺炎等），泌尿系结石（肾结石、输尿管结石、膀胱结石），泌尿系结核（肾结核、膀胱结核），泌尿系肿瘤（肾癌、膀胱癌、前列腺癌）等。

（6）葡萄糖。项目指数：阴性。增高：见于糖尿病、甲状腺功能亢进、肾上腺皮质功能亢进、慢性肝脏病等。

（7）pH值。项目指数：4.5～8.5。增高：呼吸性碱中毒、某些代谢性碱中毒、泌尿系变形杆菌感染、肾小管性酸中毒、应用碳酸氢钠等碱性药物、原发性醛固酮增多症等。降低：呼吸性酸中毒、代谢性酸中毒、低钾性碱中毒、应用氯化铵等酸性药物等。

（8）酮体。项目指数：阴性。阳性：糖尿病，饥饿，呕吐，脱水，发热，甲状腺功能减退。

（9）亚硝酸盐。项目指数：阴性。阳性：由大肠埃希菌引起的肾盂肾炎，其阳性率占到总数的2/3以上；由大肠埃希菌等肠杆菌科等细菌引起的有症状或无症状的尿路感染；膀胱炎；菌尿症等。

（10）血红蛋白。项目指数：阴性。阳性：各种原因所致的血尿，溶血，妊娠，妊娠毒血症，大面积烧伤，血型不符输血，肾梗死，阵发性夜间性血红蛋白尿症，阵发性冷性蛋白尿症，药物或毒物中毒，毒蛇咬伤，毒蜘蛛蜇伤，感染，溶血-尿毒症综合征，血小板减少性紫癜，DIC，肾皮质坏死，各种原因的肌球蛋白尿症，剧烈运动等。

（11）比重。项目指数：1.003~1.030。增高：糖尿病、急性肾炎，腹泻，呕吐，发热。降低：尿崩症，饮水过多，肾功能衰竭晚期，使用利尿剂。

（12）镜检。白细胞增多：泌尿系感染（肾盂肾炎、膀胱炎、尿道炎、前列腺炎等），泌尿系结石（肾结石、输尿管结石、膀胱结石），泌尿系结核（肾结核、膀胱结核），泌尿系肿瘤（肾癌、膀胱癌、前列腺癌）等。红细胞增多：泌尿系结石、结核及肿瘤，肾小管肾炎，泌尿系血管畸形，出血性疾病等。管型增多：红细胞管型：肾脏病变急性期。白细胞管型（脓细胞管型）：化脓性感染（急性肾盂肾炎、间质性肾炎等）。上皮细胞管型：急性肾炎、急进性肾炎、子痫、重金属中毒、化学物中毒、肾移植急性排斥反应等。颗粒管型：慢性肾炎、急性肾炎后期、药物中毒、类脂性肾病、急性肾衰（肾衰管型）等。

（13）颜色。尿色深红带黄如浓茶样，见于胆红素尿；尿色为浓茶色或酱油色，见于血红蛋白尿。尿色呈淡红色云雾状/洗肉水样或混有血凝块，见于血尿。白色乳样尿液称为乳糜尿，见于血丝虫病或肿瘤等原因引起的肾周围淋巴管引流受阻。乳糜尿应与尿内磷酸盐和碳酸盐的灰白色相鉴别。许多药物可引起尿液颜色发生改变。使尿液变黄色的：黄连素、阿的平、复合维生素B、四环素、维生素B_2、利福平、磺胺嘧啶、呋喃唑酮（痢特灵）、一粒丹、复方大黄片等。使尿液变赤黄或棕色的：呋喃妥因、扑疟喹啉、伯喹、磺胺类药物。使尿液变红色的：氨基比林、酚酞、苯妥英钠、利福平、盐酸氯丙嗪（冬眠灵）。使尿液变绿色的：吲哚美辛、亚甲蓝、阿米替林。使尿液变暗黑色的：甲硝唑、甲基多巴、左旋多巴、雷米封、山梨醇铁。使尿液变棕黑色的：非那西丁、奎宁。

（14）气味。刚排出的尿液即有氨臭味，见于慢性膀胱炎及慢性尿潴留；有苹果样气味见于糖尿病酸中毒；有些药品和食物如蒜、葱等亦可使尿液呈特殊气味。

三、大便常规检查

大便常规、大便隐血→形状、颜色、红细胞、白细胞、虫卵、隐血试验等。大便常规检查项目如下。

（1）气味。正常情况：除外异常情况。异常情况：粪若呈酸臭味，同时杂有气泡，常见于淀粉或糖类消化不良。

（2）颜色。正常情况：淡黄色。随饮水及出汗多少，色泽深浅可有不同。异常情况：黑色——服用炭剂、铋剂后，呈深浅不等无光泽的炭样黑色；上消化道出血，粪色黑而有光泽，呈柏油样的油黑色。陶土色——见于胆道阻塞，同时见便中有大量脂肪。灰白色——服用钡餐者。白色或带斑点——氢氧化铝类。绿色——因肠道蠕动过速，肠道内粪胆红素转变成胆绿素，故呈绿色，见于乳儿肠炎；粪中含有大量的未消化的蔬菜，甚至肉眼即能看出此时呈菜绿色。黄绿色——蒽醌类。绿灰色——口服抗生素类。红色——新鲜血液混入粪便或附在粪便表面，见于下消化道出血，以及痔疮、肛裂等。粉红色、红色或黑色——抗凝剂类，羟保泰松，肝素，水杨酸类。黑色——低铁盐类。橙色、红色——苯偶氮吡啶。红色——吡维氯胺（扑蛲灵）。红色、橙色——利福平。

（3）性状。正常情况：成形、柱状、软。异常情况：柱状便见于习惯性便秘；羊粪粒状见于痉挛性便秘；扁形带状便可能由于肛门狭窄或肛门直肠附近有肿瘤挤压所致；糊状便见于过量饮食后及其他消化不良症；液状便见于食物中毒性腹泻及其他急性肠炎；淘米水样便见于霍乱；脓血便见于细菌性痢疾；黏冻便见于慢性结肠炎或慢性菌痢；血样便见于下消化道出血；黏液便见于急性肠炎、慢性结肠炎等。

（4）食物残渣。正常情况：正常肉眼不可见。异常情况：出现时见于消化不良症或肠道大部切除。

（5）细胞。正常情况：镜下偶见少数上皮细胞或白细胞。异常情况：大量红细胞见于下消化道出血；少量红细胞、大量白细胞或脓球见于细胞性痢疾；大量上皮细胞见于慢性结肠炎。

（6）粪胆原。项目指数：阳性。正常情况：阳性。异常情况：阻塞性黄疸呈阴性反应，部分梗阻或胆汁分泌功能障碍时为弱阳性。

（7）大便隐血。项目指数：阴性。正常情况：阴性。异常情况：阳性。有消化道溃疡、恶性肿瘤、结核病、痢疾、伤寒等。胃肠道出血越多，反应越强。按显色反应的强弱，可分为 4 级阳性反应。

四、生化及免疫学检查

生化及免疫学检查包括肝功能、肾功能、性病检测、肿瘤标志物检测、风湿因子检测。

（一）肝功能检查

肝功能系列指标检查可以评价肝脏功能情况和营养状况，是否有肝功能损害、胆道梗阻及蛋白质代谢异常等。肝功能检查项目如下。

（1）谷丙转氨酶（ALT）。项目指数：0～43U/L。增高：急慢性肝病、胆道感染、胆石症、急性胰腺炎、急性心肌梗死、心肌炎、心力衰竭、肺梗死、流脑、SLE 等。儿童，寒冷，过度劳累，剧烈运动，溶血反应亦可升高。

（2）谷氨酰转肽酶（GGT）。项目指数：0～54U/L。增高：传染性肝炎、肝硬化、胰腺炎等轻度和中度增高，原发性或继发性肝癌、肝阻塞性黄疸、胆汁性肝硬化、胆管炎、胰头癌、肝外胆道癌等明显增高。饮酒后熬夜、疲劳和服用肝损药物等。

（3）乳酸脱氢酶（LDH）。项目指数：72～182U/L。增高：见于心肌梗死、肝炎、肝硬化、肾脏疾病、恶性肿瘤、某些贫血。

（4）碱性磷酸酶（AKP）。项目指数：115～359U/L。增高：骨骼疾病如佝偻病、软骨病、骨恶性肿瘤、恶性肿瘤骨转移等；肝胆疾病如肝外胆道阻塞、肝癌、肝硬化、毛细胆管性肝炎等；其他疾病如甲状旁腺功能亢进。降低：见于重症慢性肾炎、儿童甲状腺功能不全、贫血等。

（5）总蛋白（TP）。项目指数：60.0～83.0g/L。增高：高渗性失水、多发性骨髓瘤、阿狄森病，某些急慢性感染所致高球蛋白血症等。降低：慢性肝病、肝硬化、慢性感染、慢性消耗性疾病、长期腹泻、肾病综合征、营养不良等。

（6）清蛋白（AIB）。项目指数：35.0～50.0g/L。增高：偶见于脱水所致的血液浓缩。降低：肝病，肾病，营养不良等。

（7）球蛋白（G）。项目指数：20～40g/L。增高：脱水、结核病、黑热病、血吸虫病、疟疾、麻风、SLE、硬皮病、风湿热、类风湿性关节炎、肝硬化、骨髓瘤、淋巴瘤等。降低：皮质醇增多症，长期应用糖皮质类固醇激素。出生后至3岁，球蛋白呈生理性降低。

（8）清蛋白/球蛋白（GLO）。项目指数：1.2～2.5。可反映肝炎的严重程度。

（9）总胆红素（STB）。项目指数：2.0～20.0μmol/L。胆红素总量增高、间接胆红素增高：溶血性贫血、血型不合输血、恶性疾病、新生儿黄疸等。胆红素总量增高、直接与间接胆红素均增高：急性黄疸型肝炎、慢性活动性肝炎、肝硬化、中毒性肝炎等。胆红素总量增高、直接胆红素增高：肝内及肝外阻塞性黄疸、胰头癌、毛细胆管型肝炎及其他胆汁淤滞综合征等。

（10）直接胆红素（SDB）。项目指数：＜7.0μmol/L。胆红素总量增高、间接胆红素增高：溶血性贫血、血型不合输血、恶性疾病、新生儿黄疸等。胆红素总量增高、直接与间接胆红素均增高：急性黄疸型肝炎、慢性活动性肝炎、肝硬化、中毒性肝炎等。胆红素总量增高、直接胆红素增高：肝内及肝外阻塞性黄疸、胰头癌、毛细胆管型肝炎及其他胆汁淤滞综合征等。

（11）间接胆红素（SIB）。项目指数：1.7～13.7μmol/L。胆红素总量增高、间接胆红素增高：溶血性贫血、血型不合输血、恶性疾病、新生儿黄疸等。胆红素总量增高、直接与间接胆红素均增高；急性黄疸型肝炎、慢性活动性肝炎、肝硬化、中毒性肝炎等。胆红素总量增高、直接胆红素增高：肝内及肝外阻塞性黄疸、胰头癌、毛细胆管型肝炎及其他胆汁淤滞综合征等。

（二）肾功能检查

肾功能指标检查可以了解有无痛风、肾脏疾病如急慢性肾炎、肾结核及其他恶性肿瘤等。血尿酸增高是诊断痛风的重要检验指标。肾功能检查项目如下。

（1）尿素氮（BUN）。项目指数：1.7～8.3mmol/L。增高：急慢性肾炎、重症肾盂肾炎，各种原因所致的急慢性肾功能障碍，心力衰竭，休克，烧伤，脱水，大量内出血，肾上腺皮质功能减退症，前列腺增生，慢性尿路梗阻等。

（2）肌酐（CR）。项目指数：53～130μmol/L。增高：肾衰、尿毒症、心力衰竭、巨人症、肢端肥大症、水杨酸盐类治疗等。降低：进行性肌萎缩、白血病、贫血等。

（3）尿酸（UA）。项目指数：90～420μmol/L。增加：痛风、急慢性白血病、多发性骨髓瘤、恶性贫血、肾衰、肝衰、红细胞增多症、妊娠反应、剧烈活动及高脂肪餐后。

（4）内生肌酐清除率（CCr）。项目指数：0.80～1.20mL/（s·m²）。增高：心排血量增多的各种情况（如高热、甲亢、妊娠），烧伤，一氧化碳中毒，高蛋白饮食，糖尿病肾病早期。降低：休克，出血，脱水，充血性心力衰竭，高血压晚期，急、慢性肾功能衰竭，急、慢性肾小球肾炎，肾病综合征，肾盂肾炎，肾淀粉样变性，急性肾小管病变，输尿管阻塞，多发性骨髓瘤，肾上腺皮质功能减退，肝豆状核变性，维生素D抵抗性佝偻病，慢性阻塞性肺病，肝功能衰竭等。

（5）尿素（UR）。项目指数：3.2～7.0mmol/L。急慢性肾炎，重症肾盂肾炎，各种原因所致的急、慢性肾功能障碍，心力衰竭，休克，烧伤，脱水，大量内出血，肾上腺皮质功能减退症，前列腺增生，慢性尿路梗阻等。

（三）性病检查

（1）淋球菌检查：直接涂片或细菌培养。涂片染色镜检可见大量多形核白细胞，细胞内外可找到成双排列、呈肾形的革兰氏阴性双球菌。细菌培养在血平皿可形成圆形、稍凸、湿润、光滑、透明到灰白色的菌落，直径为 0.5～1.0mm，生化反应符合淋球菌特性。直接涂片镜检阳性者可初步诊断，但阴性不能排除诊断，培养阳性可确诊。

（2）梅毒螺旋体直接检查：用暗视野显微镜检查，也可经镀银染色、吉姆萨染色或墨汁负染色后用普通光学显微镜检查，或用直接免疫荧光技术检查。镜检阳性者结合临床症状和不洁性接触史可确诊。

（3）快速血浆反应素环状卡片试验（RPR）：为非梅毒螺旋体抗原血清试验。人体感染梅毒螺旋体一定时间后，血清中产生一定数量的抗心磷脂抗体，作为梅毒的诊断筛选试验。本试验敏感性高而特异性低。结果为阳性时，临床表现符合梅毒，可初步诊断。假阳性结果常见于自身免疫性疾病患者、麻风、海洛因依赖者、少数孕妇及老人。

（4）梅毒螺旋体颗粒凝集试验（TPPA）：为梅毒螺旋体抗原血清试验。阳性结果可明确诊断。

（5）衣原体抗原检测法：阳性结果结合临床可确定沙眼衣原体感染，阴性时不能完全排除，可用细胞培养法确定。

（6）支原体检查：取 0.2mL 培养物接种到固体培养基上，培养 48 小时后于低倍镜下观察，有典型"油煎蛋"状菌落者为阳性，可诊断支原体感染。

（四）风湿免疫类检查

风湿免疫类检查包括以下三种。

（1）抗 O 检查：诊断由链球菌感染引起的类风湿病。

（2）类风湿因子检查：用于诊断类风湿关节炎。

（3）超敏 C 反应蛋白检查：筛检体内是否有急性或慢性发炎或组织坏死。升高时主要见于各种发炎和胶原病（如风湿热、类风湿关节炎、红斑性狼疮等）。对冠心病、心绞痛、急性冠状动脉综合征等，具有预测心肌缺血复发危险和死亡危险的作用。

风湿免疫类检查项目如下。

（1）抗链球菌溶血素 O（ASO）。项目指数：0～200IU/mL。人体被 A 族溶血性链球菌感染后 1 周，患者血清中即可出现一定量的抗链球菌溶血素 O 抗体（ASO），3～4 周达到高峰，可持续较长时间。若血清 ASO 滴度不断上升，提示近期有化脓性链球菌感染，对急性扁桃体炎、急性肾小球肾炎、风湿热的诊断有重要意义。类风湿性关节炎患者 ASO 不升高，可作为与风湿病的鉴别诊断。

（2）类风湿因子（RF）。项目指数：阴性。正常老年人可有 5% 阳性，随年龄增长阳性率可增加，75 岁以上的老年人 RF 阳性率为 2%～25%，但在自身免疫性疾病：干燥综合征、系统性红斑狼疮、硬皮病、多发性肌炎/皮肌炎等；感染性疾病：细菌性心内膜炎、结核、麻风、传染性肝炎、血吸虫病；非感染性疾病：弥漫性肺间质纤维化、肝硬化、慢活肝、结节病、巨球蛋白血症等中也出现。持续高滴度的 RF，常提示 RA 的疾病活动，且骨侵蚀发生率高。RF 在 RA 中阳性率 70%～80%，是 RA 临床活动性指标。

（3）血沉（ESR）。项目指数：0～15mm/h。加快：①风湿热和急性传染病：麻疹、猩红热、脑膜炎或败血症等。②活动性结核病。③炎症：肺炎、乳突炎、化脓性胆囊炎和输卵管炎、动脉炎等；④血液和心血管疾病：各类贫血、白血病、多发性骨髓瘤、组织变性或坏死性疾病如心肌梗死、胶原病等。⑤其他：如严重乙醇中毒、恶性肿瘤、黑热病、痢疾、注射异种蛋白和手术等。减慢：真性红细胞增多症、酸中毒、荨麻疹、支气管哮喘等。

（4）超敏 C 反应蛋白（S-CRP）。项目指数：8～10mg/L。应用于感染和自身免疫性疾病的诊断和鉴别诊断；适用于预测动脉粥样硬化患者的危险性。

（五）肿瘤标志物检查

肿瘤标志物检查包括以下常见的几种。

（1）甲胎蛋白（AFP）检查：肝癌的标志性检查。对肝癌阳性率可达 70%～90%，特异性好，慢性肝炎肝硬化患者可中等程度增高。

（2）癌胚抗原（CEA）检查：腹腔肿瘤早期筛查的重要方法。主要见于结肠癌，但也可见于胰腺癌、乳腺癌、肺癌、甲状腺癌以及非癌症患者。

（3）糖类抗原（CA125）（女）检查：主要用于筛查卵巢癌，诊断及术后预防复发的监测。

（4）前列腺特异性抗原（PSA）（男）检查：主要用于筛检和诊断前列腺癌。直肠指检＋PSA 可使诊断敏感性增加到 96%，术后随诊每 3 个月 1 次，测值升高，预示复发或转移。

（5）CA15-3（女）检查：主要用于乳腺癌的筛查。

（6）CA19-9 检查：主要用于筛查胰腺癌、胆管癌等。

（7）CA50 检查：主要见于肝癌、肝硬化。另外，胰腺癌、结肠癌、胃癌、胆囊癌、肺癌、子宫癌及乳腺癌亦可有较高的阳性率。

（8）鳞状上皮细胞癌抗原（SCC）检查：主要用于筛查肺癌、食管癌、子宫癌等。

（9）神经元特异性烯醇化酶（NSE）检查：主要用于筛查小细胞肺癌、神经母细胞瘤、神经内分泌细胞瘤等。

（10）恶性肿瘤特异生长因子（TSGF）检查：恶性肿瘤的广谱标志和早期检测标志。

（11）EB 病毒壳抗原 Ig-A 抗体检查：用于鼻咽癌早期诊断给予后判断。

肿瘤标志物检查项目如下。

（1）AFP。项目指数：0～25μg/L。增高：原发性肝癌、良性肝病、其他恶性肿瘤、妊娠。

（2）CEA。项目指数：0～5μg/L。增高：大肠癌、胰腺癌、胃癌、小细胞肺癌、乳腺癌、甲状腺髓样癌等。但吸烟、妊娠期和心血管疾病、糖尿病、非特异性结肠炎等疾病，15%～53%的患者血清 CEA 也会升高，所以 CEA 不是恶性肿瘤的特异性标志，在诊断上只有辅助价值。

（3）CA19-9。项目指数：0～37U/mL。增高：胰腺癌，阳性率可高达 90%以上。其他消化道肿瘤，如肝癌、胃癌、胆管癌、结肠癌，CA19-9 的阳性率为 30%～60%。非肿瘤性疾病如胰腺炎、肝硬化、糖尿病等，CA19-9 也可升高，但其浓度较低或只是一过性升高。

（4）游离 PSA（f-PSA）。项目指数：0～4μg/mL。血清中的 PSA 有不同的分子形式，f-PSA 以游离的形式循环于血液中。近期的研究证实，测定血清中不同分子形式的 PSA 对于区别前列腺癌和前列腺增生有重要意义。前列腺癌患者血清中游离 PSA/总 PSA 比值明显较前列腺增生患者低，当 PSA

值为 4~15μg/mL 时，应用游离 PSA/总 PSA 比值来区别癌和增生，可使特异性增加到 90%，故 f-PSA 和 PSA 联合检测对诊断前列腺癌更有意义。

（5）PSA。项目指数：0~4μg/mL。PSA 是前列腺癌最有价值的肿瘤标志物，已被广泛应用于前列腺癌的筛选、早期诊断和分期上，其特异性高达 97%。69%~92% 的前列腺癌患者血清 PSA 阳性，有 7%~20% 的急性前列腺炎、前列腺增生患者 PSA 也可升高，但前列腺良性增生患者血清 PSA 浓度一般低于 20μg/mL。

（6）CA15-3。项目指数：0~28U/mL。对乳腺癌的诊断和术后随访监测有一定的价值。其他恶性肿瘤，如肺癌、结肠癌、胰腺癌、卵巢癌、子宫颈癌、原发性肝癌等，也有不同程度的阳性率。

（7）CA12-5。项目指数：0~35U/mL。①卵巢癌患者血清 CA12-5 水平明显升高，手术和化疗有效者 CA12-5 水平很快下降。若有复发时，CA12-5 升高可先于临床症状之前。②其他非卵巢恶性肿瘤也有一定的阳性率，如乳腺癌 40%、胰腺癌 50%、胃癌 47%、肺癌 44%、结肠直肠癌 32%，其他妇科肿瘤 43%。③非恶性肿瘤，如子宫内膜异位症、盆腔炎、卵巢囊肿、胰腺炎、肝炎、肝硬化等虽有不同程度升高，但阳性率较低。④在胸腔积液和腹水中发现有 CA12-5 升高，羊水中也能检出较高浓度的 CA12-5。⑤早期妊娠的前 3 个月内，也有 CA12-5 升高的可能。

（8）CA50。项目指数：<24U/mL。①胰腺癌、结肠癌、直肠癌、胃癌等血清 CA50 升高，特别是胰腺癌患者升高最为明显。②肝癌、肺癌、子宫癌、卵巢癌、肾癌、乳腺癌等也可见 CA50 升高。③溃疡性结肠炎、肝硬化、黑色素瘤、淋巴瘤、自身免疫性疾病等也有 CA50 升高现象。

（9）NSE。项目指数：0~15μg/L。①可用于鉴别、诊断、监测小细胞肺癌放化疗后的治疗效果。治疗有效时 NSE 浓度逐渐降低至正常水平，复发时 NSE 升高，用 NSE 升高来监测复发要比临床确定复发早 4~12 周。②可用于监测神经母细胞瘤的病情变化，评价疗效和预防复发。③神经内分泌细胞肿瘤，如嗜铬细胞瘤、胰岛细胞瘤、甲状腺髓样癌、黑色素瘤、视网膜母细胞瘤等的血清 NSE 也可增高。

（10）hCG。项目指数：<7IU/mL。①早期绒毛膜上皮细胞癌、葡萄胎时，血中 hCG 明显高于早孕的水平。②诊断早孕，监测先兆流产，异位妊娠的良好指标。

（11）TSGF。项目指数：33.88~70.57U/mL。TSGF 是不同于其他标志物的一种独立物质，可以对全身各系统、各脏器、各组织来源的肿瘤（包括鳞癌、腺癌、肉瘤、骨髓瘤、胶质瘤、淋巴瘤、内外分泌腺肿瘤及血液病）起到联合检测的效果，敏感性为 85.6%~86.9%，特异性为 91%~96%。

第三章　肛肠常见疾病

第一节　痔

痔俗称痔疮，是直肠末端黏膜下和肛管皮下静脉丛发生扩大、曲张、瘀血肥厚所形成柔软的静脉团。痔是一种常见的多发病。俗话说："十人九痔"，形象表达了患痔的普遍性。据国内资料统计，1975—1977年对全国29个省、自治区、直辖市的76692人的普查表明，肛肠疾病的发病率为59.1%，痔占所有肛肠疾病中的87.25%，而其中以内痔为最常见，占所有肛肠疾病的52.19%。男女皆可得病，女性发病率为67.7%，男性为53.9%，可发于任何年龄，但以青壮年多见，亦可见于小儿，并随着年龄的增加而逐渐加重。其临床特征：经常便血、肛门有肿物脱出、发炎肿痛、坠胀渗液、反复便血，日久可导致贫血。由于痔的发生部位不同，可分为内痔、外痔和混合痔。

根据发生的部位与病理改变，可以将痔分为以下三类：

（1）内痔：内痔是指生于肛门齿线以上、黏膜下的痔上静脉丛发生扩大和曲张，形成的柔软静脉团。好发于截石位的3、7、11点处，又称为母痔区，其余发生的痔，均称为子痔。内痔常有便血和痔核脱垂史。

（2）外痔：外痔是指生于肛管齿线以下，由痔外静脉丛扩大曲张或反复发炎而成，表面被皮肤覆盖，不易出血，其形状大小不规则。

（3）混合痔：混合痔是内、外痔静脉丛曲张相互沟通吻合，括约肌间沟消失，使内痔部分和外痔部分形成了一整体。

一、内痔

在齿线上方、黏膜下的痔上静脉丛发生扩大和曲张所形成柔软的静脉团。根据其发生的部位，分为原发性内痔（母痔）和继发性内痔（子痔）。如发生在右前、右后、左侧三个部位的称为原发性内痔，其他部位发生的内痔称为继发性内痔。根据临床症状的轻重程度及其病例改变，又可分为3期。

（一）内痔分期

1. 国内分期法

根据1975年湖南衡水全国肛肠疾病防治会议曾对肛肠常见病的诊疗制定了统一的标准，拟定的国内统一分期法，内痔分为三期。

Ⅰ期：痔核较小、质软、表面色鲜红或紫红色，大便时痔核不脱出肛外，不感疼痛，排粪时可见带血、滴血，或射血现象。肛门镜检查，在齿线上方可见黏膜呈结节状凸起。

Ⅱ期：痔核较大，大便时痔核能脱出肛外，大便后能自行回纳，排便时间歇性带血、滴血，或射血。

Ⅲ期：痔核更大，有的表面微带灰白色，大便时脱出肛外，甚至行走、咳嗽、喷嚏，或劳累下蹲也可脱出，不能自行回纳，必须用手托之，或卧床休息方可还纳。

此外，Ⅱ、Ⅲ期内痔，痔核脱出嵌顿，可致糜烂肿痛、坏死，叫嵌顿性内痔。嵌顿性内痔常伴有肛管脱出或肛缘严重水肿。局部灼痛坠胀明显。

2. 国外分期法

国外也把内痔分为三期，但更为简单。

Ⅰ期：从未脱出肛门括约肌之外。

Ⅱ期：有脱出括约肌之外，可有恢复。

Ⅲ期：持久性脱出。

3. 四度分法

2000年中华医学会外科分会肛肠外科学组制定的《痔诊治暂行标准》将内痔分为四度，与国际上多数内痔分度一致。

Ⅰ度：便时带血，滴血或喷射状出血，便后出血可自行停止，无痔脱出。

Ⅱ度：常有便血，排便时有痔脱出，便后可自行回纳。

Ⅲ度：偶有便血，排便或久站、咳嗽、劳累、负重时痔脱出，需用手还纳。

Ⅳ度：偶有便血，痔脱出不能回纳，内痔可伴发绞窄、嵌顿。

（二）内痔分型

（1）血管肿型：一般痔核小，色米红，黏膜薄，或有糜烂面、易出血，主要含毛细血管。其病理改变相当于临床Ⅰ期内痔。

（2）静脉瘤型：痔核一般中等大，可见明显的静脉曲张和触及动脉，黏膜较厚，有丛状隆起，色紫或暗红，出血较少，但如损伤可导致射血。此型多见于Ⅱ期内痔。

（3）纤维肿型：痔核一般较大，质韧，色常为淡红，或灰白，黏膜有结缔组织增生，不常出血。此型多见于Ⅲ期内痔。

（三）临床表现

（1）便血：多见于Ⅰ、Ⅱ期内痔，当排便时或粪便排出后出血，不排粪时不出血，常是间歇性、无痛性、周期性。血色鲜红，有时染便纸，有时滴血，有时射血。经常多量出血，可引起严重贫血。

（2）脱出：多见于Ⅱ、Ⅲ期内痔，有的是一两个痔核脱出，有的全部痔核脱出，有的只在排粪时脱出，有的当用力、行走、咳嗽、喷嚏时也可脱出，脱出后有的可以自然复位，有的必须用手托回。

（3）疼痛：内痔一般不觉疼痛，有时感觉肛门部坠胀，排粪时感觉不适。但当内痔血栓形成，或脱出嵌顿，则引起剧烈疼痛。

（4）分泌黏液：直肠黏膜受痔核刺激，分泌物增多，因括约肌松弛，常有分泌物由肛门流出，轻的排粪时流出，重的不排粪时也能流出，常感肛门皮肤发痒。

（5）便秘：有的患者惧怕便时内痔出血、脱出，不敢正常排便，导致习惯性便秘。

（四）诊断标准

（1）便血，色鲜红，或无症状。肛门镜检查：齿线上方黏膜隆起，表面色淡红。多见于Ⅰ期内痔。

（2）便血，色鲜红，伴有肿物脱出肛外，便后可自行复位。肛门镜检查：齿线上方黏膜隆起，表面色紫红。多见于Ⅱ期内痔。

（3）排便或增加腹压时，肛内肿物脱出，不能自行复位，需休息后或手法复位，甚者可发生嵌顿，伴有剧烈疼痛，便血少见或无。肛门镜检查：齿线上方有黏膜隆起，表面多有纤维化。多见于Ⅲ期内痔。

（五）鉴别诊断

（1）直肠息肉：常见于儿童，脱出肿块为肉红色，有蒂、质坚实，多为单个，容易出血，每次排粪都有血液，不与粪相混，或附在大便表面，血色鲜红，量不多，混有黏液，有时也可忽然大出血。

（2）直肠癌：时常误诊为痔，延误治疗，应引起注意。形状不整齐，表面不平，质坚硬，且有溃疡面，容易出血，分泌物增多，气味奇臭，肛门坠胀，常粪带脓血，大便次数增多，应做病理切片进一步确诊。

（3）肛乳头肥大：在齿线上，表面为上皮覆盖，质较硬，色灰白，不出血，有触痛。

（4）直肠黏膜脱垂：脱出黏膜成环形，表面平滑，有由肛门向外的放射状纵沟，无静脉曲张，有黏液流出，一般不出血。

（5）肛裂：大便干燥，肛门疼痛，呈周期性，出血与肛门疼痛相对应，在截石位6点或12点部位常有裂口。

（6）直肠炎：两者均有便血症状，容易混淆，但在肛门镜下可被识别。直肠炎在急性期或亚急性期其直肠黏膜呈紫红色或红色，充血明显，有弥漫性出血点，触之出血较多，或糜烂、溃疡。但在临床上往往见到内痔出血而忽略了直肠黏膜出血，特别在直肠炎慢性期炎症并发不十分明显，仅有黏膜粗糙，颜色呈苍白色，出血点不多而被漏诊。

二、外痔

外痔位于齿线以下，是由痔外静脉丛曲张或肛缘皱襞皮肤发炎、增生、结缔组织增生或血栓淤滞而形成的肿块。外痔表面盖以皮肤，可以看见，不能送入肛内，不易出血，以疼痛和有异物感为主要症状。临床常分为结缔组织外痔、静脉曲张性外痔、炎性外痔和血栓性外痔。

（一）分类

（1）结缔组织外痔：结缔组织外痔因其形态而命名，又称赘皮痔、皮肤下垂物和赘皮性外痔。这种外痔是肛门缘皮肤皱襞增厚肥大，有结缔组织增生，痔内无曲张静脉，血管甚少，底宽尖长，呈黄褐色或褐黑色，突出易见，大小形状不等。有时只有一个，在肛门后部或前部正中，多是因为肛裂引起，又称之为哨兵痔。有时数个围绕肛门一周呈环状，多发于经产妇。

（2）静脉曲张性外痔：静脉曲张性外痔是齿线以下痔外静脉丛曲张，在肛门缘形成圆形或椭圆形柔软肿块。如有水肿，则体积变大。本病一般不疼痛，不出血，仅觉肛门坠胀有异物感。多与Ⅲ期内痔和混合痔并发。

（3）炎性外痔：炎性外痔常因肛门受损后感染，或因肛裂引起肛门皱襞发炎和水肿所致。

（4）血栓性外痔：血栓性外痔是外痔中最常见的一种。常因排便时用力过猛，剧烈活动或用力咳嗽使肛门缘静脉破裂，血液外渗到结缔组织内，成为血块，在肛门部皮下生成圆形或椭圆形肿块，大小不等，位于肛管内或肛缘外。肿块初起时较软，几天后变硬。如未发炎，肿块可在3～4周内完全吸收消失，不留痕迹；如反复发炎，肿块内部结缔组织增生，可变成结缔组织外痔；如发生感染，可变成脓肿。

（二）临床表现

（1）肛门不洁：肛门外有结缔组织外痔，便后肛门不易擦净，粪便残渣及分泌物刺激肛门，皮肤瘙痒，湿润不清。

（2）肿胀：炎性外痔及血栓性外痔，均有局部呈圆形或椭圆肿胀，表面颜色稍暗，有时呈红色，稍硬，触痛明显，很少化脓，一般逐渐吸收自愈。

（3）疼痛：外痔发炎、血栓均有剧烈疼痛，尤以排便、活动、端坐疼痛更为剧烈。

（4）肛门瘀血：静脉曲张性外痔，当患者下蹲增加腹压时，肛门缘呈结节隆起，多为环形，触之较软，平卧休息，则瘀血消失，隆起结节消失。

（5）肛门有肿物凸起，有异物感。

（三）诊断标准

（1）肛缘皮肤损伤或感染，呈红肿或破溃成脓，疼痛明显。多见于炎性外痔。

（2）肛缘皮下突发青紫色肿块，局部皮肤水肿，肿块初起尚软，疼痛剧烈，渐变硬，可活动，触痛明显。多见于血栓性外痔。

（3）排便时或久蹲，肛缘皮有柔软青紫色团块隆起（静脉曲张团），可伴有坠胀感，团块按压后可消失。多见于静脉曲张性外痔。

（四）鉴别诊断

（1）炎性外痔与肛缘皮下脓肿鉴别：炎性外痔一般很少见化脓，但可逐渐形成血栓，血栓无继发感染一般不化脓，而逐渐被吸收。肛门皮下脓肿，具有红热痛的特征，炎症局限时，则有明显波动，破溃出脓。

（2）血栓性外痔与肛门脂肪瘤、皮脂腺瘤、纤维瘤鉴别：血栓性外痔发病急骤、疼痛、局部炎症反应明显的圆形肿物。脂肪瘤发病缓慢，无炎症反应，肿物柔软，无触痛。皮脂腺瘤无感染时，无明显炎症，是发病慢、病程长的肿物。纤维瘤病程长，无明显炎症，但有时触痛，肿物较坚硬。

（3）结缔组织外痔与肛乳头肥大、尖锐湿疣鉴别：结缔组织外痔是柔软而形状不规则的皮赘，肛乳头肥大是三角形或乳头状的有蒂、质硬的肿物。尖锐湿疣是单发、集簇、质硬的表面赘生物。

（4）静脉曲张性外痔与肛门水肿鉴别：静脉曲张性外痔在增加腹压时膨胀瘀血，肿物较软，卧床休息可缓解消散，无急性炎症反应。肛门水肿是外界刺激、便秘、内痔或直肠脱垂的炎症反应，肿物稍硬，压痛，但水肿也可逐渐消散吸收。

三、混合痔

混合痔是指处在同一部位的直肠齿线上下静脉丛同时曲张、扩大、充血，相互沟通吻合，括约肌间沟消失。齿线上方的痔核表面为直肠黏膜，齿线下方的痔表面为肛管皮肤覆盖，也即俗称的内痔部分和外痔部分所形成的一个整体，则称为混合痔。

混合痔的症状具有内、外痔两者的特征，一般情况下先有内痔，而后因静脉曲张，又伴发外痔。其多发于截石位 3、7、11 点位。混合痔是肛门直肠疾病中的常见病，除少年儿童外，可发生于任何年龄。混合痔以便血、脱垂为主证，给患者的生活、工作带来诸多痛苦和不便；而长期便血，则使人体虚弱，甚至产生面色萎黄、头昏、眼花、乏力等贫血症状。

1．分类

（1）以外痔性质来分：①炎性混合痔；②血栓性混合痔；③结缔组织性混合痔；④静脉曲张性混合痔。临床上以后两者居多。

（2）以数目来分：①单纯性混合痔；②多发性混合痔；③环状混合痔；④复杂性混合痔。

2．临床表现

（1）便血：大便时带血或射血，血色鲜红，不与粪便相混。

（2）肿胀疼痛：肛门有下坠或异物感，大便时用力内痔部分极易脱出。

（3）脱垂：由于内痔经常脱垂于肛门外，黏膜受到刺激，黏液分泌大量增加，可致肛周皮肤潮湿不清、瘙痒发炎或湿疹。

（4）混合痔：具有内、外痔的临床特点。

3．诊断标准

（1）便血及肛门部肿物，可有肛门坠胀、异物感或疼痛。

（2）可伴有局部分泌物或瘙痒。

（3）肛管内齿线上下同一方位出现肿物（齿线下亦可为赘皮）。

4．鉴别诊断

混合痔的鉴别诊断可参照内、外痔的鉴别诊断。

四、痔的一般治疗

（一）内治法

内服中药绝大部分均为对症治疗，有活血化瘀、清热解毒、消肿止痛、理气通便、凉血止血，扶助正气的作用。但长期服用，也可使部分患者的痔核有不同程度的萎缩，甚至临床还有内痔完全消失的病例。

1．对症治疗

单纯内痔出血，轻者可内服槐角丸，或煎服大青叶、乌梅、甘草；重者内服凉血地黄汤。若痔核发炎肿痛，可煎服加减五味消毒饮，或止痛如神汤。若大便秘结，轻者用麻仁丸；重者煎服润肠通便汤。若人体正气亏损，可根据气虚、血虚和气血两虚的不同，选用四君子汤、四物汤和八珍汤。此外，无论痔新久，都可常服脏连丸，这对减轻症状及预防痔的复发均有一定的疗效。

2．中医辨证论治

（1）风伤肠络型

主证：大便带血、滴血或喷射状出血，血色鲜红或有肛门瘙痒。舌红、苔薄白或薄黄，脉数。

治法：疏风清热，凉血止血，消痔固脱。

方药：凉血地黄汤加减。生地10g，当归尾10g，地榆10g，槐角10g，黄连8g，天花粉10g，升麻10g，枳壳10g，黄芩10g，荆芥10g，侧柏炭10g，生甘草6g。每日1剂，水煎服。或用槐角丸加减（减当归加葛根15g，秦艽10g，炒荆芥15g）。

（2）湿热下注型

主证：便血鲜红，量较多，肛内肿物外脱，可自行回缩，或脱出物分泌物较多，黏膜糜烂，或伴大便黏滞不爽，肛门灼热，潮湿不适。舌红，苔黄腻，脉滑数。

治法：清热利湿，凉血止血。

方药：①五神汤加减。茯苓10g，金银花10g，牛膝10g，车前子10g，地丁10g，黄芩10g，归尾10g，赤芍10g，甘草10g。每日1剂，水煎服。②槐角丸或止痛如神汤合三仁汤加减。若痔核下脱明显，可加黄芪35g，升麻10g，柴胡10g，以益气升阳固脱。若肿痛明显可酌加蒲公英15g，土茯苓15g，延胡索15g。

（3）气滞血瘀型

主证：肛内肿物脱出，严重者嵌顿，肛管紧缩，坠胀疼痛，或肛缘有血栓、水肿、触痛明显，舌暗红，苔白或黄，脉弦细涩。

治法：活血化瘀，消痔散结。

方药：止痛如神汤加减。秦艽10g，桃仁10g，皂刺10g，苍术15g，防风10g，黄柏15g，归尾10g，泽泻10g，槟榔10g，熟大黄10g，地榆10g，厚朴10g。每日1剂，水煎服。

（4）脾虚气陷型

主证：肛门坠胀，肛内肿物外脱，需手法复位。便血色鲜或淡，可出现贫血，面色少华，头昏神疲，少气懒言，纳少便溏，舌淡胖，边有齿痕，舌苔薄白，脉弱。

治法：健脾益气，升阳举陷，消痔固脱。

方药：方用补中益气汤加减。黄芪35g，党参15g，白术9g，陈皮6g，炙甘草5g，当归6g，升麻10g，柴胡9g，赤石脂15g。每日1剂，水煎服。便血者加地榆15g，仙鹤草15g。若食欲不振可加焦山楂15g，神曲10g；或用参苓白术散加黄芪35g，地榆15g，枳壳10g；若年老体虚，伴气虚便秘可用补中益气汤合扶正润肠丸；如有脾胃虚寒，先便后血者，可用黄土汤加减，或四君子汤合理中丸加减；若气血两虚，可用八珍汤加地榆15g，黄芩10g，白及15g，仙鹤草15g，无花果15g；若心脾两虚、心悸气短便血者，用归脾汤加地榆15g，阿胶10g（烊化兑服）。

（5）阴虚肠燥型

主证：头昏咽干，五心烦热，盗汗，形体消瘦，大便秘结，便时肛门疼痛，痔核下脱，滴血，舌红，少苔或苔薄黄，脉细数无力等。

治法：养阴润燥。

方药：方用润肠通便汤。生地15g，熟地15g，麦冬15g，归尾20g，枳实10g，火麻仁15g，核桃10g，郁李仁10g，莱菔子15g，大黄10g。每日1剂，水煎服。

（6）大肠实热型

主证：渴喜饮，唇燥咽干，大便燥结，便时出血较多，滴血或射血，血色鲜红，痔核脱出，糜烂不能回缩，灼热疼痛，舌质红，苔黄脉洪数。

治法：清热泻火，凉血止血。

方药：选方常用凉血地黄汤合槐角丸加减。如腹胀明显，大便秘结，可用小承气汤加地榆15g，槐角15g，仙鹤草15g，生地黄10g；若有面红目赤、心烦、脉弦数者，可用龙胆泻肝汤加地榆15g，草决明15g。

（7）气血两虚型

主证：面色无华，气短心悸，精神倦怠，少气懒言，纳谷不香，四肢软疲，或排便困难，便血色淡，肛门坠重，痔出难收。脉细弱，舌质淡，无苔。

治法：气血双补。

方药：方用八珍汤加减。人参 10g，白术 10g，茯苓 10g，甘草 6g，当归 15g，白芍 15g，熟地黄 15g，川芎 8g，黄精 15g。每日 1 剂，水煎服。

3．常用成药

目前临床上经常用内服的中西成药有：槐角丸、槐花散、化痔丸（片）、痔速宁、痔根断（德国）、消脱止（草木犀浸流液）（日本）、爱脉朗（地奥司明片）（法国）、七叶皂苷（迈之灵）等。这些药的共同特点是具有润肠通便、活血止痛的作用。另外，单纯止血的药物也可配合应用，如三七粉、云南白药、白及粉、维生素 K、维生素 C 等。

（二）外治法

痔严重时，应内外兼治，外治法与内治法合用，疗效更佳。

1．熏洗法

为中医治痔的特色之一，是肛肠科常用的外治法。根据熏洗药的作用不同，有清热解毒、活血消肿、燥湿收敛等作用，常用于内痔脱出嵌顿，或血栓性外痔、炎症性外痔、痔术后局部肿痛等。目前各地医院大都有自己行之有效的外洗药，名称繁多。常用的方剂有苦参汤、五倍子汤、祛毒汤、坐浴安洗剂等。

（1）苦参汤：苦参 60g，蛇床子 30g，白芷 15g，银花 30g，菊花 60g，黄柏 15g，地肤子 15g，大菖蒲 9g。每日 1 剂，水煎外洗。

（2）五倍子汤：五倍子 20g，朴硝 15g，桑寄生 20g，莲房 10g，荆芥 15g。每日 1 剂，水煎坐浴。

（3）祛毒汤：瓦松 15g，马齿苋 15g，甘草 10g，五倍子 20g，川椒 15g，防风 15g，苍术 20g，枳壳 15g，侧柏叶 20g，葱白 15g，朴硝 15g。每日 1 剂，水煎坐浴。

（4）坐浴安洗剂：主要药物组成有五倍子、大黄、两面针、苦参、十大功劳、明矾、芒硝、冰片和血竭等。

熏洗法一般无明显禁忌证。但是对急性传染病、重度心血管疾病、妇女妊娠及月经期间、饮食或饥饿以及过度疲劳、内痔出血量较大时，均不宜进行。缝合伤口术后禁忌坐浴。

2．外敷法

以药物涂敷患处，具有消肿止痛、止血生肌的作用。若结合熏洗疗法，其效更为满意。如金黄膏、三黄膏、九华膏、黄连膏、马应龙麝香痔疮膏、龙珠软膏、肛泰软膏、湿润烧伤膏、海普林软膏、化痔膏、红霉素软膏、四环素软膏、磺胺软膏、苯唑卡雷佛奴尔软膏等多种膏剂。这些药物多具有润滑、消肿、止痛、止血的作用，应用起来比较方便。也可以配合中西药粉剂如云南白药、甲硝唑、珍珠粉等，中医称之为掺法。适用于各期内痔及手术后换药。

3．塞药法

栓剂是肛门给药，与口服药相比具有一定的优点，还可以防止胃酸和消化道酶对药物的破坏，免除药物对胃黏膜的直接刺激，减轻了肝脏的负担。同时，由于直接作用于痔部位，吸收比口服药物快得多，效果也能得到更大的发挥。因此，栓剂治疗痔药物的应用比较普遍，如马应龙麝香痔疮栓、普济痔疮栓、肛泰栓、九华痔疮栓、太宁栓（角菜酸酯）、吲哚美辛栓、美辛唑酮栓（痔疮宁）

等，适用于各期内痔，具有清热消肿、止痛止血等作用。

4．扩肛疗法

（1）适应证与禁忌证：对肛管静息压较高或同时伴有肛裂的痔病患者，肛管静息压＞9.8kPa（100 cmH₂O）或疼痛剧烈，如绞窄性内痔患者，效果较好。由于此疗法易损伤括约肌，可能致大便失禁，故肛门功能不良及 60 岁以上老人或肠炎、腹泻的患者禁用。

（2）操作方法：①常规消毒肛周肛管后，采用局部肛周四点麻醉。取左侧卧位。②术者戴手套涂液体石蜡油先轻轻放入一食指扩肛，让其适应后，再放入另一食指呈背向左右两侧按顺时针、逆时针来回向外均匀按压逐步扩张肛管，扩肛时用力应持续缓慢，切勿暴力，待适应后再逐渐增加放入双中指做同样轻柔按摩扩张，持续按摩 5 分钟，用力点以两侧为宜。男性应向前后方向扩张，避免手指与坐骨结节接触而影响扩张，女性骨盆宽不存在此问题。③每周定期扩肛 1 次，持续 2～3 周。亦可采用器械扩肛，如电动肛管扩张按摩器进行扩肛治疗。④扩肛完成后，用大卷敷料压迫肛管直肠下端，防止直肠黏膜下和肛周皮下血肿。⑤术后若肛管无撕裂，可置入太宁栓或吲哚美辛栓，每天 1 粒，连用 3 天；服复方穿心莲或消痔合剂 5 天。若有撕裂伤，应增加在肛管内放紫草油纱条加生肌散换药治愈。⑥术后保持大便通畅和局部卫生，便后用苦参汤煎水坐浴后换药可改善症状和促进痊愈。

5．物理疗法

（1）电凝法

适应证与禁忌证：适用于Ⅱ、Ⅲ期内痔及混合痔。

牵开肛管，暴露痔体，用血管钳牵起痔体，用晶体管高频电刀将痔组织从内括约肌上分离，到达痔根部。牵起已经分离的痔体，用勒除器 0.25mm 钢丝圈圈套在痔组织的根部，再将痔体复回原处，牵紧钢丝，同时用高频凝固电流将痔组织完全切除。

（2）激光疗法

适应证与禁忌证：烧灼法与切割激光治疗适用于各度内痔、外痔和混合痔。多发的或环形痔一般不宜一次切割，以分期分组切割为宜，待第一次手术切面愈合后，再进行第二次手术。有严重主要脏器功能障碍、衰竭等病变不宜手术。痔核糜烂、感染、水肿炎症期或肛门湿疹暂不宜手术，待好转后再行激光治疗。

肛肠科用的激光主要有两种：一种是二氧化碳激光，另一种是氦氖激光。

二氧化碳激光是一种特殊的光，与普通灯光、太阳光不同，它具有单色性、方向性、亮度高等物理特性。二氧化碳激光照射于生物组织可引起蛋白质变性、凝固、坏死、气化。由于它具有高强度电磁场和光子压强作用，组织受到激光照射后细胞内的水分瞬间气化产生的二次压强可以使组织被切割。激光对血液循环活跃部位直径 6mm 以下的血管有肯定的封闭作用，与电刀切割相比，止血速度几乎快 60 倍，因此被切割的创面出血较少。又因激光的发散角小，几乎是直线传播的平行光，极高的能量被集中在直径不足 1mm 的病变部位，因而周围正常组织的损伤也比电刀小。另外，激光还因在石英玻璃纤维中传输而极少损失能量，因此激光用于手术中较普通手术创伤更小，并发症更少，更省时，手术中和手术后基本不出血。

氦氖激光系波长为 632.8nm 的红色激光，常用功率为 3～20mW。氦氖激光对人体的作用主要是热效应和电磁效应，穿透组织较深，使血管扩张，促进新陈代谢，有改善微循环、增强免疫力、消炎止痛和促进伤口愈合等作用，故可用于外痔发炎、血栓性外痔、手术后创缘水肿、肛门湿疹等的治疗。可用激光直接照射患处，也可用激光照射长强穴。

（3）微波治疗

适应证：Ⅰ、Ⅱ度内痔，血栓性外痔，炎性内痔疗效最好。Ⅲ度内痔和环状痔严重脱垂者、血管瘤性内痔效果较差。

微波是一种电磁波，当它以辐射形式通过组织时，可引起组织中的极性分子主要是水分子旋转振动而产生热效应。由于微波热效应的原理，微波热疗时，在有效辐射深度内具有产热范围局限、热布较均匀等特点。应用微波治疗仪治疗内痔和肛窦炎等疾病时，微波治疗功率范围在 10～30mW，此时主要表现为温热效应，使肛管直肠内温度均匀升高，组织血管扩张，血液循环加快，增强白细胞吞噬功能，加速局部组织新陈代谢产物和毒素的排出，从而促进炎症的吸收，故可用于内痔和肛窦炎的治疗。一般是采用将电极插入肛内的方法，但经微波治疗的创面恢复较慢，容易继发感染。

（4）多功能肛肠综合治疗仪

适应证：适用于各期内痔、外痔、混合痔，直肠息肉、肛乳头增生等肛肠病的治疗。

它利用高频电容场产热原理对仪器的振荡频率、输出功率、治疗电极的设计以及测试计算出痔核组织在该仪器的电解常数和电导率，得到仪器、电极、组织三者自动最佳匹配。在最短时间内（每个痔核 3～5 秒）达到治疗部位组织干结，不碳化，血管闭合好，对周围组织无任何损伤，继而坏死脱落，术中术后不出血。

（5）冷冻疗法

适应证与禁忌证：适用于Ⅰ、Ⅱ度内痔或脱垂性混合痔，血栓外痔或结缔组织外痔。年老体弱或伴有心、肺、肝肾功能不良而不宜手术者，其他方法治疗后复发者。但内痔中有明显动脉搏动者为禁忌证。当伴有急性肛窦或肛周炎或严重高血压者应慎用。

Coligher 于 1960 年用冷冻疗法迅速冻结和迅速融化，冻坏细胞，痔块坏死脱落。常用局部麻醉，需要冷冻机和冷冻探头，探头有效端长 3～4cm。用非金属牵开器可避免传导冷冻。常用液氮或一氧化氮冷冻。

冷冻时应注意冻结范围，以免破坏不完全，效果不好。两个痔块之间应保留一部分正常黏膜和皮肤，以免生成狭窄。大型脱出的痔块需多次治疗，每次间隔 3～4 周。冷冻后 2～3 小时痔块肿胀，成为红色。72 小时内痔块表面出现苍白色小点；第 4 天小点连成斑块；5～6 天痔块呈白色或黑色，出现坏疽；7～9 天常完全坏疽，痔块开始分离，常在第 18 天脱落。适用于各期内痔、混合痔和外痔。

6. 手术疗法

（1）混合痔的各种术式

混合痔的手术多种多样，而且不断改进。最常用的是开放式混合痔外剥内扎术（外痔剥离、内痔结扎术），另外还有单纯结扎切除术、双线结扎切除术、单纯内痔切除缝合术、外切内缝术、改良环切术等。

环状混合痔是痔的最晚期，治疗更为棘手。近年来国内学者推出不少改良的术式，如外剥内扎潜行分离术、齿线分段结扎术、环状分段结扎术、断桥缝合肛垫保留术等。

传统的混合痔外剥内扎术操作要点：①麻醉后常规肛门消毒。②将混合痔充分暴露，在其外痔部分做"V"字形皮肤切口，用血管钳钝性剥离外痔皮下静脉丛，至齿线上0.5cm。③用弯形血管钳夹住被剥离的外痔皮瓣和内痔基底部，在内痔基底部正中用圆针粗丝线贯穿做"8"字形结扎，剪去"V"字形内的皮肤及静脉丛，使在肛门部呈一放射状伤口。④同法处理其他痔核，创面纱布压迫止血，胶布固定。

开放式切除术：该手术方法是由Solmon于1888年在前人的基础上发展而成的，1919年由Miles，1937年又由Milligan和Morgan加以改良。常规消毒，铺巾置单，指检、扩肛后，以肛镜撑开肛管，手术区注射0.5%～1%普鲁卡因和肾上腺素溶液，较少出血并使痔块与其下方的内括约肌分离。血管钳夹于一个痔核，向下牵拉，将痔块牵出肛门，显露脱出痔块上部直肠黏膜。由肛周皮肤向上到肛管内开一2.5～3.0cm的"V"形切口。用手术剪将外痔和脱出的痔组织由其下方外括约肌皮下部和内括约肌分离，向上分离到痔核根部。用7号丝线贯穿结扎痔蒂，切除痔组织，留有0.5～1.0cm残端。余痔同法切除。最后将各结扎的痔蒂推入肛管上部。如为多发混合痔，将两外痔切口间皮桥下方用止血钳分离，使之相通，并摘除曲张的静脉丛，有学者采用多区域剥扎断桥缝合术治疗环状混合痔，疗效满意，使肛缘平整，防止术后水肿，起到良好的作用。处理3个以上痔块时，可在后部的痔块切口内挑出内括约肌和外括约肌皮下部，并予以切断，如有出血则结扎止血或嵌入止血纱布。

闭合式切除术：常规消毒，铺巾置单，指检、扩肛后，以肛镜撑开肛管，钳夹痔块不应向下或向外牵拉，以免改变肛管解剖位置。行"V"形切口，切口长度与痔宽度为3:1，即痔块越宽，切口越长，有利于缝合伤口，减少损伤。由切口下端剥离痔块，显露外括约肌，再向上剥离，推开内括约肌，至痔根部即齿线上0.5cm。用中弯止血钳钳夹痔根部以肠线贯穿结扎后切除。摘除皮下多余的痔丛，有利于肛管内外皮肤复位、平滑。以结扎痔根部缝线连续缝合或间断缝合全部伤口。其余痔块同法切除和缝合。一般切除3～4处。

半闭合式切除术：常规消毒，铺巾置单，指检、扩肛后，以肛镜撑开肛管，显露痔块。牵开肛管皮肤，在肛周和肛管皮肤间做一"倒置球拍"形切口，切口圆形部分包括肛管和肛周皮肤，柄部在肛管皮肤黏膜长1cm。牵起两侧皮肤黏膜部分，以剪刀与痔组织分离，向上分离到齿线上1cm。向上牵拉痔块与其下的内括约肌分离至痔根部并以3-0肠线贯穿结扎后切除。复位皮肤黏膜片可覆盖大部分切口，以肠线连续缝合黏膜片并固定于内括约肌，皮肤伤口开放不缝合。其他痔块同法处理。此术式是在黏膜皮肤下切除痔块，缝合黏膜，不损伤上皮，伤口愈合较快。

（2）嵌顿痔的术式

对于嵌顿痔的治疗，过去多主张用保守治疗，待症状消退后再择期手术。但这样做，给患者造成痛苦大、疗程长，甚至有的还可以发生感染、坏死等。近年来，通过临床及实验研究证明，早期手术是可行的。认为痔急性水肿是由于静脉及淋巴回流受阻，并非炎症所致，即使痔有溃疡形成，但炎症多在痔表层，不在深层组织，并不影响手术。还认为肛周组织对细菌感染有较强的抵抗力，应行急症痔切除，并发症并不比择期手术高，术后疼痛及水肿大为减轻或消失。

手术方法：常采用外剥内扎切除术。用多区域剥扎注射术治疗环状嵌顿痔，治愈率高，术后并发症少，疗效满意。

其手术步骤：①在内痔母痔区动脉搏动处的黏膜下层注射消痔灵药液1份，1%利多卡因1份配制而成。如母痔区无动脉搏动，亦可在痔核上方相当于直肠上动脉区注射。每点注射药量 2～3mL。②根据环状嵌顿痔的具体情况，精心设计剥扎范围，可做 4～6 处多区域的外剥内扎术。先用皮钳将准备切除之嵌顿痔提起，沿嵌顿对应的肛缘处做一"V"形切口，剥离其外痔部分的静脉丛及血栓块至齿线上 0.5cm，然后用血管钳夹住内痔的基底部，在钳下内痔基底部黏膜下层注入消痔灵药液 1～2mL。③在钳上痔核内注入消痔灵原液，使痔核弥漫性肿胀，呈灰白色，用弯止血钳将痔核挤压成薄片状，于钳子下的内痔基底部用圆针 7 号线贯穿"8"字缝扎，在线结外方 3mm 处剪除痔组织，并清除残留于皮下组织中的血栓，修剪创缘多余皮瓣。用同法逐一处理其他点位嵌顿痔。④行内括约肌侧方松解术。⑤术毕在肛周及切口缘皮下注射长效止痛剂（1%亚甲蓝注射液 2mL 加入 2%利多卡因 8mL），一般用量 6～10mL。

（3）外痔的术式

1）血栓性外痔剥离摘除术

适应证：①发病急，疼痛剧烈，48 小时内不见缓解；②保守治疗后仍有剧烈疼痛，肿块仍较硬较大，不易自行吸收消散者；③肿块已经发生破溃、感染。

手术步骤：①在肿块外侧皮内注射 0.5%～1%利多卡因注射液，先做皮丘，然后由皮丘将利多卡因注射液 2～5mL 均匀地注入肿块周围的组织中，用手指轻揉 1～2 分钟，使麻药消散。②以血管钳夹起肿块表面皮肤，切开一个与肛管长轴平行的小切口。③对孤立与周围组织无粘连的血栓，用拇指和食指将血栓向外全部挤出即可。④对有粘连的血栓，提起创缘皮肤，用弯尖头剪刀或蚊式血管钳沿皮肤和血栓之间分离，以完整游离血栓。⑤将血栓取出，切除多余皮肤，用纱布压迫止血。重新消毒创口，用丝线缝合切口 1～2 针。⑥术后每日或大便后用 1:5000 温高锰酸钾溶液坐浴，再以油膏纱条填塞，外盖纱布块，直至愈合。

注意事项：①分离时勿钳夹栓体，以免薄膜破裂，若有应一并清除。②如果疼痛严重，血栓累及范围不足肛周的一半，可在门诊或急诊室局部麻醉下立即手术切除，不提倡单纯切开排出血栓，因为血栓复发率很高。③如果血栓进一步发展，可能需要急诊行正规的痔切除术。④如果患者来诊时疼痛已经缓解，则没有必要行切除术。热水坐浴、服用止痛药及容积性泻剂有助于加快症状的缓解。

2）结缔组织性外痔切除术

适应证：①肛周皮赘较大，常有水肿发炎；②多发肛周皮赘，影响局部清洁。

手术步骤：①常规消毒肛周肛门肛管，用 1%利多卡因或 0.25%丁哌卡因或长效止痛液作局部浸润麻醉。②用中弯止血钳将欲切除之结缔组织外痔由根部钳夹片刻，取下血管钳，再用剪刀顺钳痕剪除外痔，也可顺钳夹血管钳上方将外痔剪除。③观察创面无出血后在其上敷云南白药或生肌散，纱布包扎术毕。

注意事项：①若伤口较宽或有明显出血可缝合固定 1～2 针；②如果有多个外痔切除，应注意保留痔间皮桥，以预防肛管狭窄。

3）静脉曲张性外痔剥离切除术

适应证：单个孤立状静脉曲张性外痔。

手术步骤：①取侧卧位（病侧在下），常规消毒铺巾；②在齿线下做"V"形切口，切开皮肤后，用血管钳在两侧皮下做潜行分离，用钳提起曲张静脉团块，用组织剪在皱皮肌（Park 韧带）浅面剥离出团块并切除之；③两侧皮肌稍加修平，少许渗血，可盖上吸收性明胶海绵压迫止血，或电灼止血，覆盖敷料。

4) 炎性外痔切除术

适应证：①已形成血栓肿痛明显的炎性外痔；②肿痛明显的局限性外痔，炎症消退后会形成明显皮赘者。

手术步骤：①常规消毒肛周、肛管、皮肤黏膜，根据炎性外痔的病变情况，决定手术切口的部位。一般情况下，切口应选在肿胀明显或者已经形成血栓的部位。②钳夹并提起外痔，在痔的基底用剪刀切一放射状"V"形口，深达皱皮肌表面，扩大切口，摘除全部血栓，剪除多余痔组织，彻底止血，活跃出血可以结扎或电凝，渗血用干纱布压迫止血。用同样方法切除其他痔核。③肛缘注射长效止痛剂，切口用油纱条无菌纱布覆盖，胶布固定，"丁"字带加压包扎。

注意事项：①炎性外痔疼痛一般均较显著，术后因切除病灶而减轻，为避免疼痛可用长效止痛剂作伤口局部封闭。②若肛周呈环状发炎水肿，可选择痔核高凸点明显者进行切除，可缓解其他水肿，或同时做放射状切口减压。

五、痔的微创治疗技术

（一）注射疗法

注射疗法适用于各期内痔。就是将药物注入痔黏膜下层之内，使痔核凝固引起轻度化学性炎症反应，进一步促使结缔组织增生，阻塞曲张静脉，使痔核硬化萎缩，或坏死脱落，达到治愈。按其所起的作用不同，可分为硬化萎缩和坏死枯脱两种方法。由于坏死枯脱疗法在术后常有大出血、感染、肛管直肠狭窄等并发症，故目前普遍采用的是内痔硬化剂注射疗法。

通过对内痔注射硬化剂造成局部无菌性炎症，导致黏膜下组织纤维化，将脱出的肛垫黏附在肌面上而不再出血或脱出，从而达到使痔萎缩的目的。

（1）适应证：Ⅰ、Ⅱ、Ⅲ度内痔；内痔兼有贫血者；混合痔的内痔部分。

（2）常用药物：消痔灵注射液、5%～10%石炭酸甘油、5%鱼肝油酸钠、4%～6%明矾液等。

（3）消痔灵注射液的操作要点：取消痔灵注射液 1 份，2%利多卡因注射液 1/2 份，生理盐水注射液 1/2 份配成消痔灵药液进行四步注射。

第一步：痔上动脉的右前、右后和左侧支周围的注射。先在直肠上动脉右前分支的痔核上端进针到黏膜下层深部后注药，边退针边注药。左侧、右后痔核上端分别注药，三处共注药 12mL。

第二步：痔黏膜下层注射，在痔核中部进针，刺入黏膜下层后行扇形注射，使药液尽量充满黏膜下层血管丛中。注入药量多少的标志以痔核弥漫肿胀为度，一般为 3～5mL。

第三步：痔核黏膜固有层注射，当第二步注射完毕后，缓慢退针，多数病例有落空感，可作为针尖退到黏膜肌板上的标志，注药后黏膜呈葡萄状，一般注射 1～2mL。

第四步：洞状静脉区注射，在齿线上 0.1cm 处进针，刺入痔体的斜上方 0.5～1cm 呈扇形注射，一般注药 1～3mL，1 次注射总量 15mL。注射完毕，肛内放入凡士林纱条，外盖纱布，胶布固定。本疗法是目前治疗内痔的较好的注射方法。

（4）注意事项：注射前排净大便，清洗肛周。注射结束后用手指反复揉压注药部位，使药液均匀散开；注意注射部位过浅可引起黏膜溃烂，过深过量则易引起肌层组织发生硬化或坏死。注射后当天避免过多活动，并控制排便 1～2 天，3 天后应保持大便通畅。可应用适当抗生素预防感染。必要时两周后再重复注药一次。

（二）铜离子电化疗法

通过电极将铜离子输入内痔体内，与血液中物质相结合形成铜络合物，该络合物在组织内使微血管血流减缓、凝固，血管壁上皮细胞水肿，产生无菌性炎症、坏死、机化，痔体萎缩变小，达到治疗目的。该方法是治疗 II 度内痔出血、脱出安全、有效、微创、便捷的方法。

（三）结扎疗法

结扎疗法是中医传统治疗痔的方法，我国最早见于《太平圣惠方》。除丝线结扎外，也可用药制丝线、纸裹药线缠扎痔核根部，以阻断痔核的气血流通，使痔核坏死脱落，遗留创面修复自愈。随着结扎疗法的日趋完善，疗效也显著提高。目前临床应用广泛，常用的有贯穿结扎法和胶圈套扎法。

1. 贯穿结扎法

（1）适用：II、III 度内痔，对纤维型内痔更为适宜。

（2）操作要点：①麻醉后，常规消毒肛管及直肠下段，暴露痔核；②弯止血管钳夹住痔核基底部，用小圆针 7 号线在靠止血钳下方痔核基底部正中贯穿结扎，在止血钳上方切除痔组织；③将存留在肛外的线端剪去，将痔核送回肛内，无菌纱布覆盖固定。

2. 胶圈套扎法

（1）概述：本法是通过器械将小乳胶圈套入痔核根部，利用胶圈较强的弹性阻止血液循环，促使痔核缺血、坏死、脱落，从而治愈内痔。

（2）操作要点：①取左侧卧位或截石位，常规消毒、铺巾。插入肛镜，消毒直肠与肛管，显露齿状线和内痔。②将负压吸引接头与外源负压抽吸系统相接，确认负压释放开关处于开放状态。③经肛镜置入枪管，管口对准目标，在负压抽吸下组织被吸入枪管内，扳动转轮，释放胶圈。④部分患者术后有坠胀感，经对症治疗可缓解。如偶遇术后出血，宜在肛镜下做重新套扎止血或缝合止血。

（3）适应证：II、III 度内痔及混合痔的内痔部分；对痔上黏膜环形切除钉合术（PPH）或其他疗法治疗后痔块或肛垫回缩不全者，可采用本法做补充治疗；其他如直肠息肉、直肠血管瘤（血管畸形）等。

（4）禁忌证：外痔；混合痔的外痔部分；肛乳头肥大（特别提醒：千万不要把肛乳头肥大误认为息肉或者内痔而进行套扎）。

（5）优点：全部操作自动化，因而省时、省力、实用、简便；单独一人即可完成手术；耗时仅 5～10 分钟；无须麻醉，无须住院，价格便宜，痛苦轻微。欧美国家许多临床研究表明，在所有非手术疗法中，胶圈套扎的疗效最好；胶圈套扎的疗效仅次于手术治疗。

3. 常用套扎器

有拉入套扎器和吸入套扎器。

（1）拉入套扎器（Barron 套扎器）：用不锈钢制成，分三部分：①套圈前端为套扎圈环，直径 1cm，有内、外两圈，内圈套入小胶圈（特制或用自行车气门芯胶管代用）后，用以圈套内痔，外圈能前后移动。②杆部：为一长 20cm 带柄的金属杆，按压柄部时，可使外套圈向前移，将内圈上的小胶圈推出，套住内痔根部。下杆连于内圈，不活动。③扩胶圈圆锥体，为将小胶圈装入内套圈之用。另外，还有改良的拉入套扎器。如 McGivney 套扎器，它有一个很安全的转轴，可以 360°旋转，使操作更为容易、方便。拉入式套扎器有一个不足，即需二人完成操作。

（2）吸入套扎器（Cook 套扎器）：用吸引装置将内痔吸入套扎器套管内，然后再把胶圈或胶环由套扎器推至痔基部的器械称为吸入套扎器。如 Cook 套扎器、Lurz-Goltner 套扎器或 McGown 套扎器，这些装置通过负压吸引将内痔吸入胶圈内，因此无须痔钳钳夹住内痔。因为 Lurz-Goltner 套扎器是一侧向操作装置，因此操作到内痔处相当方便、容易。吸入套扎治疗方法与拉入套扎器不同的是，不需要痔钳钳夹内痔。国内陆琦、邓正明等于 1974 年、1977 年先后研制成吸入套扎器，简单实用，便于普及。李润庭创用更简易的血管钳胶圈套扎法，此法无须特制套扎器，只用血管钳胶圈即可。

1）结构：吸入套扎器呈膝状，套管为直视，内外套管与轴心柄管连接后，套管末端用透明玻璃片封闭，便于套管内形成负压和观察内痔吸引情况。柄管后接之手柄，为密闭中空，手柄末端再置一中空管，便于连接吸引装置，轴心与扳手相接，可推出胶圈，因后接联动弹簧，故外套管推胶圈后自动后缩。用电动吸引器吸引。

2）Cook 套扎器的使用方法：①患者取截石位、膝胸位或侧卧位，手术部位常规消毒和铺垫巾。②插入肛窥器，消毒直肠与肛管，显露齿线和内痔块。③将自动痔套扎器的负压吸引接头与外源负压抽吸系统相接，并确认负压释放开关处于开放状态；右手握住手柄，枪管前端（缠绕胶圈部分）沾取少许医用消毒石蜡油，然后将管口对准目标组织；关闭负压释放开关，此时由于负压的抽吸作用，目标组织可迅速被吸入枪管内；右手食指扣动扳轮，在牵引线的作用下，即可将胶圈释放并完成套扎；松开负压排气孔，消除负压，由此可释放被套扎的目标组织。依此步骤，继续进行下一次套扎。

3）手术操作要点与注意事项：痔套扎术目前有两种方法，即"痔块直接套扎法"和"痔上黏膜套扎法"。痔块直接套扎法即将枪管直接对准痔块组织进行套扎（距齿线至少 1cm），一般一次可套扎 1～3 个痔块。目前该法较少采用，但对于急性内痔出血，采用这种方法疗效比较直接快速。痔上黏膜套扎法即将枪管直接对准痔块上方（距齿线至少 2～3cm）相对正常的黏膜组织进行套扎，而非直接套扎痔块。其治疗原理与 PPH 相似，一般一次可套扎 3～4 个痔块，目前该法较为常用。以上两种方法的痔套扎术均可根据病情重复采用，间隔时间 2～4 周，直至症状好转或消失为止。无论采用何种套扎方法，套扎部位均应位于齿线上方至少 1cm，注意切勿扎住齿线或肛管皮肤，否则可引起剧痛或重度坠胀感，严重者可导致感染、坏死、肛门狭窄等。对于直肠息肉、直肠血管瘤（血管畸形）等病变，宜采取直接套扎法。套扎术后应保持大便通畅，禁食辛辣、酒类等刺激性食物，可同时配合使用坐浴、外敷药膏、肛门栓药等治疗措施，并酌情使用抗生素。部分患者施行套扎术后有不同程度的坠胀感，一般经对症治疗后可很快缓解，偶尔可发生术后出血，宜在肛窥器下做重新套扎止血或缝合止血。

4）禁忌证：①单纯性外痔；②混合痔的外痔部分；③肛乳头肥大不适宜采用。

5）并发症：套扎疗法比注射疗法稍有不适感，有 2％的患者感觉行动不便，这种不适可持续48 小时，多趋缓和，常可通过温热坐浴、肛门栓剂塞肛或服缓和的止痛药即可。胶圈套扎法偶尔可见的并发症主要有：①出血：一般在内痔脱落时可能有少量便血。但有 1% 病例在套扎治疗后 7～16 天内发生继发性大出血，如同痔手术后的晚期出血，这可能是因为蒂部感染所致。一旦发生大出血，应立即在麻醉下缝扎出血点。若在套扎后在内痔组织中注入少量消痔灵药液（消痔灵注射液 1mL，1% 利多卡因注射液 1mL 混合配成），可防止术后出血，还能够防止胶圈滑脱。②疼痛：有 4% 的患者常在套扎后短时间内出现疼痛，可能是套扎位置太近齿线之故。如果疼痛较剧烈，需要去除胶圈。③肛缘皮肤水肿：多发生于混合痔，也是导致疼痛的原因之一。预防方法是行高位套扎，远离齿线或套扎前先行外痔 "V" 形切开。如果经过对症治疗，疼痛仍不缓解，则要对患者重新检查，特别是对那些合并发热或存在排尿困难的患者，肛管直肠部如并发感染，可引起局部坏疽甚至更严重的后果。④血栓形成：内痔套扎治疗后，相应部位的外痔继发性血栓的发生率为 2%～3%。血栓形成后，可采用温热坐浴、软化大便治疗，必要时需行血栓剥除术。⑤胶圈滑脱：胶圈滑脱或断裂可发生于任何时候，但常见于第 1、2 次排便，缓泻剂可避免大便干燥，避免胶圈移位。胶圈套扎的内痔组织过大，胶圈张力大，可能断裂。⑥感染：由于套扎疗法是局部组织缺血性坏死，所以应注意防止厌氧菌感染。Murphy 及 Rusell 曾相继报道多起因破伤风或梭状芽孢杆菌属感染而死亡的病例，应该引起警惕。

6）痔上黏膜环周错位套扎术：痔上黏膜环周错位套扎术（RPH）是无钉吻合保护肛垫的新手术，利用套扎吻合器在痔上 2～4cm 处的直肠黏膜处（PPH 术环切平面处）的平面上下错位 2cm 进行环形一周，套扎 6～8 个强力乳胶圈，通过器械作用紧紧套扎在痔上黏膜的基底部，形成机械性的缩窄，使组织缺血坏死，继而脱落，最后创面逐渐修复痊愈。借瘢痕收缩将肛垫上提。由于同时套扎阻断直肠黏膜下供应痔的部分动脉，术后痔血供减少，肥大和充血的肛垫趋于萎缩变小。

（四）PPH

PPH 术在我国开展已有 10 多年的时间，手术量达数十万例，其具有痛苦小、术后并发症少、术后恢复快的特点，在国内外肛肠学术界已达成共识，国内已编入全国高等医药学校教材第六版《外科学》中。2005 年 2 月，中华医学会外科学分会肛肠外科学组、《中华胃肠外科杂志》编辑部邀请了有关专家在长春市召开了修订《PPH 手术规范（暂行）》学术研讨会，对 PPH 相关技术做了修订。

1. 适应证

①Ⅲ度或Ⅳ度内痔，周围支持的结缔组织被广泛破坏、严重脱垂的患者；②反复出血的Ⅱ度内痔；③导致功能性出口处梗阻型便秘的直肠前膨出、直肠内脱垂。

2. 术前准备

①一般手术前的常规检查，包括血常规，尿常规，肝、肾功能，血糖，出凝血时间，乙肝表面抗原，心电图等。②手术前一天进半流质饮食，注意会阴部卫生。③术前 2 小时用肥皂水清洁灌肠一次。

3. 肠道准备

术晨嘱患者排空大便或灌肠一次。如采用全身麻醉，术前应常规禁食至少 6～8 小时。

4. 麻醉

全麻、硬膜外麻醉、腰麻和鞍麻、骶管麻醉都可满足肛门直肠手术的需要，但骶麻和肛周神经阻滞麻醉安全、简便、有效，术后疼痛轻，尿潴留发生比率低，可由手术医生直接操作。肛泰肛肠医院采用芬太尼及丙泊酚进行静脉麻醉加肛周神经阻滞麻醉,进行 3000 多例 PPH 手术,取得了满意的效果,解除了患者的紧张情绪,达到手术全程无痛的目的。

5．具体步骤

（1）置入扩肛器：3 把无创伤钳向外牵拉肛缘,润滑扩肛器后旋转进入肛管。前后位正中各固定 1 针。

（2）探查：再次检查直肠下段,排除不能行 PPH 的情况,确定痔核的位置、大小,判断齿线的位置,纱布推挤直肠下端黏膜使位于肛管外的痔组织和皮赘进入肛管。在痔脱垂的情况下,齿线可能发生移位,特别是不均匀脱垂时,齿线也可能不在同一水平,加上扩肛器挤压,齿线难以辨认。

（3）荷包缝合：借助半弧形肛门镜,在 3 点位置进针,顺时针缝合一圈。荷包缝合是 PPH 手术的关键,以下问题值得关注：①荷包缝合的位置。齿线以上至少 2cm。Longo 推荐在齿线以上 5cm 荷包缝合。一般认为,距离齿线太远行荷包缝合,痔回纳效果差,特别是对于有外部成分的痔。但距齿线<2cm,吻合时易损伤齿线,导致术后疼痛。②荷包缝合的深度和距离。荷包缝合深及黏膜和黏膜下层。如果太浅,仅缝合黏膜层,影响痔回纳效果,向下牵拉痔核进入钉仓时易致黏膜撕脱,导致吻合不全;太深则易致括约肌损伤,少量平滑肌纤维进入钉仓会给吻合口一个支撑点,而不会损伤括约肌。荷包缝合应连续,不留间隔。在黏膜皱褶处和缝至 10～12 点时,易缝漏而致吻合不全。③单荷包和双荷包。Longo 建议对巨大脱垂痔采用双荷包缝合,而 Beattie 报道 43 例全部单荷包缝合,取得满意疗效。一般采用双荷包缝合或者在荷包缝合的对侧加缝牵拉线,切除标本均呈环状。

（4）吻合：旋松吻合器,在荷包缝合线之间将吻合器头端送入直肠。收紧荷包缝线,将其系于吻合杆上,分别从侧孔引出。向下牵拉荷包缝线,打开保险装置,旋紧吻合器至安全刻度,击发,保持击发状态 60 秒,适度旋松,取出吻合器。检查吻合口是否完整和出血。术后检查切除标本,应呈均匀环状,并送病理检查。吻合过程中应注意以下问题：①吻合前用手指再次检查确保黏膜环完全进入钉仓;②保持"适当"张力牵引荷包缝线,并保持吻合器纵轴与直肠方向一致,否则易损伤直肠壁肌层;③在旋紧吻合器时女性患者还需阴道内触诊,防止直肠阴道隔全层进入钉仓而导致直肠阴道瘘;④击发后吻合口多有渗血,可压迫或局部注射肾上腺素盐水,如有搏动性出血需用 0 号或 1 号丝线缝合止血;⑤吻合不全或痔核回纳不充分时需要补缝或切除痔核。整个手术过程持续 10～15 分钟。

6．术中注意事项

①荷包缝线的最佳距离应在齿线上 4cm 以内,吻合后吻合口应在齿线上 1.5～2.5cm。缝线过高,吻合口对肛垫向上的牵拉和悬吊作用减弱,影响临床疗效。位置过低时容易损伤到齿线或肛管皮肤,则易产生术后顽固性疼痛、早期肛管感觉障碍、暂时性大便失禁等。②荷包缝合的深度以在黏膜下层为最佳,不宜过深或过浅。缝合过浅时容易出现吻合时黏膜撕裂及血肿的情况,并且吻合口不易与黏膜下肌层粘连固定,造成术后不能很好消除痔病症状,影响治愈效果,造成恢复时间长,发生感染疼痛和吻合口狭窄,影响排便。缝合过深时容易伤及肌层,甚至损伤直肠周围组织,如阴道前壁等。女性患者吻合前必须做阴道内指诊,防止阴道后壁损伤。③置入吻合器收紧荷包线时要注意不能将荷包线打结太紧,要留有一定的空间能使荷包在吻合器中心杆上下滑动,中央牵拉带线时才能使更多的脱垂黏膜进入切割槽内,使切割黏膜更宽,达到更好的临床疗效。④取出吻合器后要仔细反复检查吻合口,如有出血或可疑出血必须行"8"字缝合结扎。

7．术后处理

临床中 PPH 术结束前通常在肛门内放置太宁栓一枚或蘸有盐酸肾上腺素的盐水纱布以防止黏膜水肿和出血。术后不必每天换药，只需进食流质饮食两日，并于每日大便后在肛内放置太宁栓一枚即可。术后常规抗感染 3 天后，查无肛门出血等即可出院。

8．临床反馈

PPH 术具有住院时间短、患者痛苦小等优点，但同时患者增加了手术费用，同时通过长期的临床观察发现术后会出现不明原因的肛门坠胀等缺点。

第二节　肛裂

一、概述

肛裂是肛管皮肤全层裂开所形成的感染性溃疡，中医学又称为"钩肠痔""脉痔""裂痔"。其临床特点：肛管皮肤全层破裂，常以周期性剧痛、便血、便秘为主证。肛管裂口、裂痔和肛乳头肥大同时存在，称为肛裂三联征。肛裂的病理改变包括裂口、肛乳头肥大、裂痔、皮下瘘、肛隐窝炎。肛裂发病数仅次于痔，占第二位，多见于青年和中年，儿童和老人少见，此病发病率高，患者非常痛苦，故可列为肛门三大主病之一。若侧方有裂口或有多发裂口，应想到可能是肠道疾病的早期表现，如克罗恩病或溃疡性结肠炎等。

二、分类

肛裂的分类方法较多，目前国内外尚无统一方法，现对其主要分类法介绍如下。

（一）Ⅱ期分类法

国外有人将肛裂分为急性期和慢性期两类。我国 1975 年全国肛肠学术会议将肛裂分为早期和晚期两类。

1．急性期和慢性期分类法

（1）急性期肛裂：又称为早期肛裂。病程短，仅在肛管皮肤上有一梭形溃疡，裂口新鲜，底浅，创缘软而整齐，无瘢痕形成，有明显触痛。

（2）慢性期肛裂：又称为陈旧肛裂。病程长，反复发作，溃疡底深，边缘增厚，质硬不整齐，基底有梳状硬结，裂口上端伴有肛窦炎，肛乳头肥大，下端常伴有裂痔和潜行性瘘管。

2．早期和晚期分类法

（1）早期肛裂：裂口新鲜，尚未形成慢性溃疡，疼痛较轻者。

（2）陈旧肛裂：裂口已形成梭形溃疡，同时有皮垂、肛窦炎、肛乳头肥大，并有周期性疼痛。

（二）Ⅲ期分类法

1．银川全国肛裂专题学术会议协商制定的标准

（1）Ⅰ期肛裂：为单纯性肛裂，肛裂初发，裂口新鲜，病程短。

（2）Ⅱ期肛裂：溃疡形成期，创缘隆起增厚变硬，有明显溃疡形成，但尚无其他病理改变。

（3）Ⅲ期肛裂：除已形成慢性溃疡外，并发裂痔、肛乳头肥大、肛窦炎、皮下瘘等病理改变。

2．桂林全国肛裂专题学术会议制定的标准

（1）Ⅰ期肛裂：肛管皮肤全层裂开，形成炎症性溃疡，溃疡底部清洁，边缘整齐，质软，无并发症或伴轻度肛窦炎、肛乳头炎。

（2）Ⅱ期肛裂：溃疡底部呈灰白色，边缘增厚不整齐，质硬成潜行性。肛管弹性减弱，但能松弛，并发哨痔、肛乳头肥大、肛窦炎。

（3）Ⅲ期肛裂：溃疡如Ⅱ期，肛管纤维化、狭窄，并发裂痔、肛乳头肥大及皮下瘘等直接影响溃疡。

3．《中医病证诊断疗效标准》中提出的肛裂分类

（1）Ⅰ期肛裂：肛管皮肤浅表纵裂，创缘整齐、鲜嫩。触痛明显，创面富于弹性。

（2）Ⅱ期肛裂：有反复发作史。创缘有不规则增厚，弹性差。溃疡基底紫红色或有脓性分泌物，周围黏膜充血明显。

（3）Ⅲ期肛裂：溃疡边缘发硬，基底紫红色有脓性分泌物。上端邻近肛窦处肛乳头肥大，创缘下端有裂痔，或有皮下瘘管形成。

三、临床表现

（一）症状

（1）疼痛：周期性疼痛为肛裂最主要症状，与排便密切相关。粪便通过肛管，肛管扩大并刺激溃疡面，立刻感觉肛门内撕裂样疼痛或灼痛，粪便排出后数分钟至十余分钟疼痛减轻或短暂消失，称为疼痛间歇期。然后因内括约肌痉挛收缩，又引起剧烈疼痛，疼痛的轻重和时间长短不同，常与裂口的大小和深浅有关，可持续数十分钟至十小时余，使患者坐卧不安，十分痛苦，直到括约肌疲劳松弛后，疼痛才逐渐缓解消失。这种排便时疼痛，排便后减轻，随后又产生持续性疼痛，在临床上称为肛裂疼痛周期。病情严重者，咳嗽、喷嚏都可引起疼痛。

（2）出血：肛裂的出血不规则，时有时无，与排便有关，一般出血量不多，便时有鲜血点滴而出，有的粪便表面有血，或仅染红便纸。乃排便时粪便扩张血管，裂口中小血管被撕裂而出血。

（3）便秘：因恐惧排便疼痛而不愿排便，因此排便习惯被改变，致使粪便在直肠内潴留时间较长，水分被吸收，粪便变干硬，引起便秘。便秘更加重了对肛裂的扩张和撕裂伤，引起剧烈疼痛，成为恶性循环。

（4）瘙痒：由于肛裂溃疡的分泌物或因肛裂所并发的肛窦炎、肛乳头炎等所产生的分泌物的刺激，引起肛门瘙痒。

（二）检查

（1）局部视查：肛裂的检查应以视诊为主。检查时，患者可取适宜的体位，检查者用双手拇指将肛缘皮肤轻轻向两侧分开，可见肛管变形皮肤区有一棱形溃疡。如用探针轻触溃疡创面，即可引起疼痛。Ⅰ期肛裂患者的溃疡创面颜色鲜红、底浅，边缘无明显的增厚，无裂痔形成。Ⅱ、Ⅲ期肛裂患者的溃疡创面颜色灰白、底深，边缘增厚明显，可形成裂痔。

（2）指诊与器械检查：指诊及肛镜检查因能引起剧痛一般可不进行。必要检查时可在裂口处及其周围用表面麻醉剂涂抹，或用2％普鲁卡因1～5mL做浸润麻醉，待痛觉消失后再予进行。Ⅰ期肛裂指诊时，手指在肛管内可摸到边缘稍有凸起的纵行裂口。Ⅱ、Ⅲ期肛裂指诊时可摸到裂口的边缘隆起肥厚、坚硬，可有肥大的肛乳头。用肛镜检查时，可见到裂口处呈椭圆形或梭形溃疡。Ⅰ期肛裂的溃疡边缘整齐、底红色；Ⅱ、Ⅲ期肛裂的溃疡边缘不整齐、底深，呈灰白色，溃疡上端的肛窦呈深红色，可见到肥大的肛乳头。Ⅲ期肛裂，在肛窦与溃疡之间用隐窝钩尚可钩入一定的深度，说明已形成潜行瘘管。此时若在裂口下端的肛缘处轻轻按压，则可见到有少量脓性分泌物从裂口下端溢出。

（3）压力测定：肛裂患者的肛管静息压明显高于正常人。前者为 127.5±42.2kPa（130±43cmH_2O），而后者仅为 86.3±33.3kPa（88±34cmH_2O）；同时肛管收缩波有明显的增强，前者出现率达 80%，而后者仅占 5%。

（4）肛管直径测量：患者取侧卧位，将椎体状肛管直径测量器涂抹液体石蜡后，以其顶端对准肛门，轻缓推入，直至不能再推入为止，并从测量器侧面的刻度上读出肛管直径的数据。根据有学者对陈旧性肛裂患者在术前未麻醉下测定的结果，其最小直径为 1.5cm，最大直径为 2.2cm，平均直径为 1.95cm，标准差为 0.19cm。

四、诊断标准

（1）排便时疼痛明显，便后疼痛可加剧，常有便秘及少量便血。好发于肛门前后正中部位。

（2）肛管皮肤浅表纵裂，创缘整齐，基底新鲜、色红，触痛明显，创面富于弹性。多见于Ⅰ期肛裂。

（3）有反复发作史。创缘不规则，增厚、弹性差，溃疡基底紫红色后有脓性分泌物。多见于Ⅱ期肛裂。

（4）溃疡边缘发硬，基底紫红色，有脓性分泌物。上端邻近肛窦处肛乳头肥大，创缘下端有哨兵痔或皮下瘘管形成。多见于Ⅲ期肛裂。

五、鉴别诊断

（1）肛门皮肤皲裂：多由肛门湿疹、皮炎、肛门瘙痒症等继发引起，裂口为多发，位置不定，裂口表浅而短，一般不到肛管，无赘皮外痔和肛乳头肥大等并发症，疼痛轻，出血少，瘙痒较重。冬春季节加重，夏季较轻。

（2）肛管结核性溃疡：溃疡的形状不规则，边缘部整齐，潜行，溃疡底呈污灰色，有较多分泌物，色白或混有脓血，无赘皮外痔，疼痛轻，多有结核病史，活检可明确诊断。

（3）肛管上皮癌：溃疡形成不规则，边缘隆起，溃疡底部凹凸不平，质硬，表面可有坏死组织覆盖，有特殊的恶臭，持续性疼痛。如侵犯括约肌，则肛门松弛失禁，活检可明确诊断。

（4）梅毒性溃疡：又称下疳，患者有不正当的性行为史，溃疡不痛，常位于肛门侧面，一般呈圆形或梭形，质硬，边缘凸起，色红，底灰色，有少量脓性分泌物，不痛，双侧腹股沟淋巴结肿大，血液检查呈阳性梅毒反应。

六、治疗

（一）一般治疗

1．内治法

适用于各期肛裂。便秘既是肛裂的主要症状，又是肛裂发作的重要原因，故内治法应以润肠通便为主，在大便通畅的前提下，再结合其他治疗。因此本疗法在肛裂的治疗和预防中甚为重要。

临床应强调调理大便，务必使其通畅，避免只着眼于裂损局部。由于肛裂在证型上以热结肠道、湿热下注和阴虚肠燥为多见。根据不同的证型和病变的轻重，采取相应的治疗原则。中医辨证论治如下所述。

（1）热结肠燥型

主证：大便干结，便时肛门疼痛剧烈，甚则面赤汗出，大便滴血，其色鲜红，或肛门部灼热，烦躁不安，口苦咽干，小便短赤，舌红，苔黄燥，脉滑实或数而有力。

治法：宜泻热通便，凉血润肠。

方药：用凉血地黄汤合麻仁丸加减。生地黄 15g，当归尾 10g，地榆 15g，槐角 5g，黄连 6g，天花粉 10g，生甘草 8g，赤芍 15g，枳壳 10g，黄芩 10g，大黄 10g，荆芥 10g。每日 1 剂，水煎服。

（2）阴虚肠燥型

主证：大便干燥，便时疼痛，出血，口干咽燥，午后潮热，或心烦失眠，头眩心悸。舌红少苔，脉细数。

治法：宜滋阴养血，润燥通便。

方药：用增液汤合润肠汤加减。玄参 10g，莲心 10g，麦冬 15g，生地黄 20g，当归 15g，甘草 6g，火麻仁 15g，桃仁 10g，莱菔子 20g。每日 1 剂，水煎服。

（3）湿热蕴结型

主证：大便不畅，肛门疼痛，时有黏液鲜血，肛门部潮湿，身倦怠，舌苔黄腻，脉濡数。

治法：宜清热利湿通便。

方药：用止痛如神汤加减。秦艽 10g，桃仁 10g，皂刺 10g，苍术 15g，防风 10g，黄柏 15g，归尾 10g，泽泻 10g，槟榔 10g，熟大黄 10g，地榆 10g，厚朴 10g。每日 1 剂，水煎服。

（4）气滞血瘀型

主证：肛门刺痛明显，便时便后尤甚；肛门紧缩，裂口色紫暗；舌质紫黯，舌苔黄，脉弦或涩。

治法：活血理气，化瘀通络。

方药：六磨汤加减。槟榔 15g，沉香 10g，木香 10g，乌药 10g，枳壳 10g，大黄 10g。疼痛甚者加蒲公英 15g，红花 6g，桃仁 10g，赤芍 15g，当归尾 10g 等；大便秘结者加芒硝 10g 等。每日 1 剂，水煎服。

2．外治法

（1）熏洗：适用于各期肛裂。主要具有活血化瘀、消肿止痛、生肌收口的作用。常用的方药有荆芥方、苦参汤、祛毒汤，或 1:5000 高锰酸钾溶液等，先熏后洗，既可保持局部清洁卫生，又能促进血液循环，减少刺激，加速愈合。

（2）敷药：适用于各期肛裂。具有清热解毒、止痛止血的作用。常用的有九华膏、生肌玉红膏、肛泰软膏、太宁乳膏（角菜酸酯）、马应龙麝香痔疮膏、龙珠软膏、湿润烧伤膏、复方苯佐卡因凝胶等，每日 1～2 次。

（3）塞药：适用于各期肛裂。具有清热解毒、消肿止痛止血的作用。常用的有吲哚美辛栓、吲哚美辛唑酮栓（痔疮宁栓）、马应龙麝香痔疮栓、九华痔疮栓、太宁栓（复方角菜酸酯栓）等。

（4）腐蚀：适用于反复发作的陈旧性肛裂。具有活血化瘀、祛腐生肌的作用。常用的药物有八二丹、七三丹、红升丹、枯痔散等，或用 5%石炭酸甘油涂擦患处后，然后用生理盐水冲洗。主要的用法：在陈旧的裂口上外涂丹药少许，每日 1～2 次，待创面新鲜后可改用生肌散，使得创面愈合。

（5）其他疗法。

扩肛疗法：适用于早期肛裂，无结缔组织外痔、肛乳头肥大等并发症者。

操作要点：①麻醉后，术者将双手食指和中指涂上润滑剂，或石蜡油。②先用右手食指插入肛管内，再插入左手食指，两手腕部交叉，两手食指掌侧向外侧扩张肛管。③逐渐伸入两中指，持续扩张肛管 3～5 分钟，使肛管内外括约肌松弛。④手术中注意勿用暴力快速扩张肛管，以免撕裂黏膜和皮肤。

封闭疗法：适用于陈旧性肛裂疼痛明显者。通常采取穴位注射，或电针刺激，疏通经络，调畅气血，达到治疗目的。如在长强穴用 1%利多卡因 5～10mL 做扇形注射，隔日 1 次，5 次为一个疗程；亦可于裂口基底部注入长效止痛液（如亚甲蓝注射液 1mL、2%利多卡因注射液 5mL、丁哌卡因注射液 37.5mg×5mL 混合）3～5mL，每周 1 次。

针刺疗法：常用穴位有长强、白环俞、大肠俞、承山、三阴交、足三里、天枢、合谷等，每次选2～3 穴，采用强刺激手法，留针 10～30 分钟。每日 1 次，7 天为一疗程。另外，按摩天枢穴可促进肠蠕动，缓解便秘。

3. 手术疗法

肛裂手术治疗的指征一般为：①病程长的慢性肛裂，已有肛门溃疡形成，便后剧痛持续 1小时以上。②已有明显的肛裂三联征，已有肛门瘢痕狭窄，合并有内痔、混合痔。③肛裂合并肛瘘形成。肛裂手术治疗的关键是缓解内括约肌痉挛，降低肛管静息压，改善局部血液循环。常见的手术方法如下。

（1）肛裂切除术

适应证：慢性肛裂（Ⅲ期肛裂）。

禁忌证：肛门周围有严重皮肤病者；有结核、克罗恩病、梅毒、艾滋病等所致的特异性肛肠疾病者；有严重心、肝、肾疾病或血液病、癌症、极度虚弱者，不宜手术者；妊娠期妇女及女性月经期。

操作方法：患者取侧卧位或俯卧折刀位，常规消毒，局部麻醉或骶管麻醉后，铺巾。沿肛裂溃疡正中纵行切开，上至齿线下至裂口外端 0.5～1cm，切口深度以切开溃疡中心，切断部分内括约肌至手指无紧缩感为度，此时肛管一般可容 2 指。同时将裂痔、肥大的肛乳头、隐瘘、肛窦等病变组织一并切除，再将裂损边缘增殖部分修剪整齐。查无搏动出血，加盖吸收性明胶海绵，填入凡士林纱条外加敷料包扎固定。术后每次便后用 1∶5000 高锰酸钾溶液坐浴或苦参汤坐浴，用抗生素防止感染，局部每日予凡士林纱条填入创面换药 1 次，直至创面愈合。

其优点是可在直视下切断内括约肌，准确性强，一次性除肛裂溃疡及其并发症，远期疗效可靠；缺点是对肛管组织损伤大，切开创面大，不利于恢复，易于遗留"锁洞畸形"，导致肛门不同程度溢液，且疗程长。

（2）内括约肌切断术

内括约肌切断术的优点：①减轻肛门疼痛；②减轻肛门水肿；③改善便秘症状。肛门内括约肌的切断可以解除内括约肌的失弛缓状态，降低直肠的顺应性，使肛管直肠的功能紊乱得到纠正，从而改善便秘症状。

1) 后正中内括约肌切断术

适应证：慢性肛裂（Ⅲ期肛裂）。

禁忌证：肛门周围有严重皮肤病者；有结核、克罗恩病、梅毒、艾滋病等所致之特异性肛肠疾病者；有严重心、肝、肾疾病或血液病、癌症，极度虚弱，不宜手术者；妊娠期妇女及女性月经期。

操作方法：患者取侧卧位或俯卧折刀位，常规消毒，局部麻醉或骶管麻醉后，铺巾。用双叶肛镜暴露后正中肛裂，直接经肛裂处切断内括约肌下缘，切口上至齿线，下至肛缘。如并发痔、肛乳头肥大者也一并切除，所形成创面不予缝合，查无搏动出血，加盖吸收性明胶海绵，填入凡士林纱条外加敷料包扎固定。术后每次便后用 1:5000 高锰酸钾溶液坐浴或苦参汤坐浴，用抗生素防止感染，局部每日予凡士林纱条填入创面换药 1 次，直至创面愈合。

Gabriel、Eisenhamm 主张在后正中处行内括约肌切断术，认为这样能较彻底地解除内括约肌持续痉挛。该术式优点是在后正中切开可满意地使肛管松弛，较彻底地解决内括约肌的痉挛。但临床上发现该手术有两个主要的缺点：一是肛管皮肤缺损愈合困难，长达 6～7 周；二是最终愈合后手术部位可继发形成一"钥匙孔"形的肛管变形，妨碍肛管闭合。为避免以上缺点，近年来，多主张采用侧方内括约肌切断术。

2) 侧方内括约肌切断术

适应证：慢性肛裂（Ⅲ期肛裂）。

禁忌证：肛门周围有严重皮肤病者；有结核、克罗恩病、梅毒、艾滋病等所致的特异性肛肠疾病者；有严重心、肝、肾疾病或血液病、癌症，极度虚弱，不宜手术者；妊娠期妇女及女性月经期。

操作方法：患者取侧卧位或俯卧折刀位，常规消毒，局部麻醉或骶管麻醉后，铺巾。在肛门左侧或右侧距肛缘 1.0～1.5cm 处做一弧形切口，长 2cm，显露内括约肌后，在直视下用剪刀将内括约肌剪断，如并发痔、肛乳头肥大者也一并切除，所成创面不予缝合，查无搏动出血，加盖吸收性明胶海绵，填入凡士林纱条外加敷料包扎固定。术后每次便后用 1:5000 高锰酸钾溶液坐浴或苦参汤坐浴，用抗生素防止感染，局部每日予凡士林纱条填入创面换药 1 次，直至创面愈合。

侧方内括约肌术切断术是在 1967 年 Park 为避免后方切断术愈合时间长等缺点提出的方法。内括约肌侧方切开术被认为是治疗肛裂的"金标准"，但也存在术后控便能力降低的危险。其术式优点是损失小，易于切口愈合。缺点是对手术者要求较高，若切断括约肌太深易造成肛门失禁，太浅则不能充分解除内括约肌的痉挛。目前文献报道这种方法的愈合率为 98%，但也有 30% 的患者发生肛门失禁，尤其以女患者多见。研究表明，行部分内括约肌切开术既能达到降低肛管内压、促进肛裂愈合的目的，又能减少肛门失禁的发生率。但如何掌握切开括约肌的比例，仍无很好的标准。特别是女性患者，因其肛管较短，内括约肌较薄弱，且生产时可造成潜在的括约肌损伤，这类女性患者部分切开内括约肌的比例应注意掌握。

3) 内括约肌挑切术

适应证：慢性肛裂（Ⅲ期肛裂）。

禁忌证：肛门周围有严重皮肤病者；有结核、克罗恩病、梅毒、艾滋病等所致的特异性肛肠疾病者；

有严重心、肝、肾疾病或血液病、癌症,极度虚弱,不宜手术者;妊娠期妇女及女性月经期。

操作方法:患者取侧卧位或俯卧折刀位,常规消毒,局部麻醉或骶管麻醉后,铺巾。于肛缘后正中或稍侧方做一个 1.0～1.5cm 纵行切口,显露内括约肌后用蚊式钳挑出内括约肌下缘,在钳上切断内括约肌,然后止血不缝合切口。查无搏动出血,加盖吸收性明胶海绵,填入凡士林纱条外加敷料包扎固定。术后每次便后用 1:5000 高锰酸钾溶液坐浴或苦参汤坐浴,用抗生素防止感染,局部每日予凡士林纱条填入创面换药 1 次,直至创面愈合。

此法优点是切断肌束清晰,操作简单可靠,不易刺破肛管皮肤造成感染。但要注意挑出的肌束要深达齿线。为此,可用食指伸入肛管直肠触摸齿线处内括约肌下缘,顶起内括约肌使之易于挑出。缺点是若挑出肌束较少,只切断很少肌束,则术后仍有疼痛或复发。

(3)纵切横缝术

适应证:慢性肛裂(Ⅲ期肛裂),于肛门术后肛门狭窄合并有肛裂者。

禁忌证:肛门周围有严重皮肤病者;有结核、克罗恩病、梅毒、艾滋病等所致的特异性肛肠疾病者;有严重心、肝、肾疾病或血液病、癌症,极度虚弱,不宜手术者;妊娠期妇女及女性月经期,肛裂伴有皮下瘘、肛门梳硬结者。

操作方法:患者取侧卧位或俯卧折刀位,常规消毒,局部麻醉或骶管麻醉后,铺巾。肛门后正中肛缘至齿线间做纵行切口,切开皮肤及皮下组织,并挑起部分内括约肌切断,适度扩肛 3 指,同时切除肥大肛乳头、裂痔,然后将切口最上缘与最下缘横向缝合使纵行切口变成横向弧形切口。查无搏动出血,加盖吸收性明胶海绵,填入凡士林纱条外加敷料包扎固定。术后不予坐浴以防缝合切口感染,用抗生素防止感染,局部每日予凡士林纱条填入创面换药 1 次,直至创面愈合。

本法优点是扩延肛管皮肤周径,解除肛管缩窄,并解除括约肌痉挛使肛门松弛;缺点是适用性窄,操作相对复杂,术前准备与术后护理要求高,切口易于感染,皮不易成活等。最近有人对单纯纵切横缝术提出了一些不足之处,认为由于横缝切口之间部分移位较大,加之处于污染区,很容易发生缝线切割皮肤组织的情况,影响伤口愈合。故提出了在原术式的基础上,适当延长肛缘外切口,中央不缝合,并在其下部预留一放射状切口作引流。

(4)肛裂皮瓣转移术

适应证:慢性肛裂(Ⅲ期肛裂)伴有肛门狭窄者。

禁忌证:肛门周围有严重皮肤病者;有结核、克罗恩病、梅毒、艾滋病等所致的特异性肛肠疾病者;有严重心、肝、肾疾病或血液病、癌症,极度虚弱,不宜手术者;妊娠期妇女及女性月经期。

操作方法:患者取侧卧位或俯卧折刀位,常规消毒,局部麻醉或骶管麻醉后,铺巾。将肛裂溃疡、裂痔、肛乳头一并切除,同时切断部分内括约肌,将创缘修剪整齐,在肛缘外做倒"Y"形切口,将倒"V"字形皮瓣游离,尖端缝合于肛管内切口顶端,使伤口形成倒"V"字形,两侧伤口间断缝合。适用于陈旧性肛裂伴肛管狭窄者。

此术式的优点是不伤及肌肉,术后肛门功能良好;其缺点同纵切横缝术。

(二)肛裂的微创治疗技术

1. 注射疗法

包括长强穴封闭法、局部及肛门括约肌内注射法。

适应证：主要用于治疗新鲜肛裂，可以解除括约肌痉挛，改善局部血液循环，利于创口愈合。

有人采用2％利多卡因注射液10mL加生理盐水20mL配成0.5％利多卡因注射液，局部注射治疗Ⅰ、Ⅱ期肛裂125例；采用α糜蛋白酶加利多卡因治疗肛裂300例；采用长强穴、承山穴注射硫酸阿托品、利多卡因治疗肛裂85例；还有人采用复方丹参注射液2mL＋0.75％丁哌卡因注射液3mL＋2％亚甲蓝注射液1mL，配制成混合药物，局部注射于肛裂基底部的肌层及周围组织，均取得良好效果，有的总有效率达到100％。

2．化学性内括约肌切开术

括约肌切开术有术后肛门失禁的潜在危险，且可能造成永久性括约肌伤害，而化学性内括约肌切开术可较好回避此危险。

硝酸甘油外敷NO供体药物（硝酸甘油、硝酸异山梨酯等）外敷：已作为肛裂初始治疗的药物，其中研究最多的是硝酸甘油。NO可使内括约肌呈浓度依赖性松弛反应，内括约肌反常收缩，表面NO的释放发生障碍。硝酸甘油能降低最大肛门静息压，舒张血管，改善肛管血供，促进肛裂愈合。一些研究表明，应用硝酸甘油作为肛裂初始治疗，能使75％肛裂患者免于手术。其主要缺点是不良反应，如头痛、直立性高血压，不能控制肛门排气以及肛门的灼热感等，且依从性较差，疗程较长，复发率较高，对有并发症的慢性肛裂疗效较差。

肉毒杆菌毒素注射：能不可逆地、选择性地阻止乙酰胆碱释放到突触间隔，在周围神经末梢处发挥神经阻滞作用，引起肌肉松弛性麻痹。它发挥作用后数小时引起肌肉麻痹，7天达到最大效应，3个月可完全恢复。有研究报道，单剂注射15U或20U肉毒毒素，肛裂治愈率达到60％～70％。但其费用昂贵，限制了广泛应用。

钙离子通道阻断药外敷：钙离子对平滑肌的收缩起重要作用，钙离子通道阻断药降低了平滑肌的收缩性。据目前资料显示，局部应用钙离子通道阻断药治疗肛裂似乎和局部应用有机硝酸盐治疗一样有效。钙离子通道阻断药可作为有机硝酸盐治疗无效或耐药病例的一线治疗，其不良反应更少。但关于钙离子通道阻断药治疗肛裂的随机对照研究不多，其作用尚需进一步评估。

3．小针刀肛裂术

（1）手术方法

按肛门开放伤口术前准备，取右侧卧位，局麻生效后，以右手持小针刀于截石位6点距肛门1cm处与肛缘皮肤平行进针，参见肛裂侧切术。

以左手食指纳入肛内引导下，深入2～2.5cm，90°转刀，使有倒钩侧向后，随后拉向皮下，将肛门内括约肌部分断离，如此反复3～4次，从入刀方向撤出刀，左手食指和拇指挤压住切割的位置以压迫止血，随后结束手术。

（2）操作技巧：①本术式适用于陈旧性肛裂，不伴有潜行瘘者。原理是以微型刀插入倒拉切割痉挛的内括约肌，解除肌肉痉挛和Ⅱ期肛裂收缩痛，促进伤口愈合。特点是微创，恢复快，疗效确实。②注意入、出刀的方向，要与肛缘皮肤平行，以减少损伤和出血。③操作中左手食指要在肛内引导，确保刀不可刺入直肠内，以免污染。④术后压迫止血要完全，以免形成皮下血肿。

4．A型肉毒素内括约肌侧方注射＋病灶扇形小切口切扩引流术

（1）腰俞麻醉以后，以络合碘常规消毒肛周3遍，铺无菌孔巾，待肛门松弛后消毒肛内。

（2）自肛裂两侧扇形切开皮肤及皮下组织，扇形切口与裂口纵轴重叠，底端起于肛缘外 1.5~2cm，顶端止于齿线上 0.3~0.5cm，底宽 2~3cm。

（3）以组织钳提起弧形切口的皮肤及皮下组织，向上锐性分离皮下组织特别是肛门梳增厚部分坚硬的纤维化组织，如有裂痔及肥大肛乳头一并切除。用银质探针探查肛裂顶端的肛隐窝，如有皮下瘘则予以切除，扩创保证充分引流。

（4）左手食指伸入肛门内触摸肛门括约肌作引导，将装有 50UA 型肉毒素的 1mL 注射器在膀胱截石位距肛缘 0.5~1cm，3、6、9 点分别向上进针。

（5）进针到达内括约肌肌肉组织内，扇形向两侧注药，3、9 每点注射量 0.2~0.3mL，6 点注射 0.5mL，总注射 1mL。

（6）检查创面无活动性出血点，用九华膏纱条覆盖肛裂切口，纱布包扎，胶布加压固定。

5. 肛裂扩肛根治法

（1）适应证：本术式适应于各期肛裂，没有并发症的Ⅰ、Ⅱ期肛裂可以单独使用，伴有合并症的Ⅲ期肛裂可以配合其他术式治疗并发症。

（2）操作：①纳肛：局麻，常规消毒，轻轻纳入双手食指及中指的中节为度；②扩肛：两手外旋分开，分别向肛门后外方用力，牵扯肛门后正中位；③力度：后位扩肛使得原溃疡的基底见少许新鲜血；④检验：术毕效果检查，以两指末节可顺畅进入肛门为度；⑤术后：常规换药至痊愈。

七、预防与护理

（1）注意调理起居饮食，不可疲劳过度，不酗酒和过食辛辣及膏粱厚味，以免损伤脾胃，滋生湿热。

（2）养成生理排便习惯，防止便秘，如有干硬粪便形成，不可用力努责排出，应用温盐水灌肠或开塞露注入肛内滑润排便。

（3）对患有肛窦炎和肛乳头炎的患者，要及早治疗，防止诱发肛裂。

（4）扩肛和肛门镜检查时忌粗暴用力，对肛管上皮的损伤，应积极治疗，防止因感染而形成溃疡。

（5）指导药物熏洗、坐浴等治疗方法。

第三节　肛门直肠周围脓肿

一、概述

肛门直肠周围脓肿简称为肛周脓肿，指肛腺感染后蔓延至肛门直肠周围间隙，发生急慢性化脓性感染而形成脓肿的化脓性疾病。现代医学确认非特异性肛门周围脓肿和肛瘘是一个疾病发展的两个阶段，肛周脓肿是肛瘘的早期阶段，是急性发作期，肛瘘是肛周脓肿的后期，是慢性化阶段。发病率在肛门直肠疾病中占 25%，男性多发于女性，男性的发病率是女性的 2~3 倍或者更高，多见于 20~40 岁的青壮年，婴幼儿也时有发生。临床上多数发病急骤，疼痛剧烈，伴有高热，脓肿破溃后多形成肛瘘。

中医学将肛门直肠周围脓肿归于"痈疽"，因发病部位不同，名称各异，有"脏毒""悬痈""坐马痈""跨马痈"等，南宋末期，陈自明在《外科精要》首次将本病命名为"痈"。明、清以来则多称为肛痈。

二、分类

1. 按感染病菌分类

（1）非特异性肛周脓肿：由于大肠埃希菌、厌氧菌等混合感染引起。

（2）特异性肛周脓肿：临床上较为少见，以结核性脓肿为主。

2. 按脓肿部位深浅分类

（1）肛提肌下脓肿（低位脓肿）：包括肛周皮下脓肿、坐骨直肠间隙脓肿、括约肌间脓肿、低位马蹄形脓肿等。

（2）肛提肌上脓肿（高位脓肿）：包括骨盆直肠间隙脓肿、直肠后间隙脓肿和高位马蹄形脓肿等。

3. 按脓肿位置分为六类

（1）皮下脓肿：在肛门周围皮下形成的脓肿。

（2）黏膜下脓肿：在直肠黏膜下形成的脓肿。

（3）坐骨直肠窝脓肿：在坐骨直肠间隙内形成的脓肿。

（4）肛门后间隙脓肿：分两类，一类是位于肛门外括约肌浅层与肛提肌之间的肛门后深间隙脓肿，另一类是位于肛门外括约肌浅层与肛门后方皮下筋膜之间的脓肿。

（5）直肠后间隙脓肿：在直肠后面间隙形成的脓肿。

（6）骨盆直肠间隙脓肿：在骨盆直肠间隙内形成的脓肿。

三、临床表现

1. 症状

（1）肛周疼痛：肛周脓肿初起常先觉肛门周围出现小肿块，逐渐发展，甚者突然剧烈疼痛，肿块焮红灼热，坐卧不安，脓肿形成后因脓腔张力高，有时自行破溃，挤压周围可有脓液自溃口或肛内流出，此后疼痛可逐渐缓解或消失。

（2）肛门坠胀：部分脓肿位置较深，疼痛常不明显，表现为肛门坠胀，甚至会引起会阴及骶尾部胀痛、排便不尽等直肠刺激症状。

（3）全身症状：伴有不同程度的全身症状，如发热、恶寒、全身倦怠、食欲不振等。肛门直肠周围脓肿的部位和深浅不同，临床表现也有差异，如肛提肌以上的深部间隙脓肿，位置深隐，全身症状重，而局部症状较轻；肛提肌以下的浅部间隙脓肿，部位浅而易见，局部红、肿、热、痛较明显，而全身症状较轻。

2. 体征

肛周皮下脓肿脓成前局部红、肿、热、痛，脓成后局部有波动感；脓肿位于括约肌间时直肠指诊可扪及直肠黏膜下有卵圆形隆起，有波动感，胀痛明显；脓肿位于直肠后间隙时，按压尾骨与肛门之间有深压痛，指诊可在直肠后壁触及肿块隆起，压痛明显或有波动感。

结核性肛周脓肿常常是起病缓慢，经数日或数月方成脓，肿痛较轻，脓成溃破或切开排出之脓液清稀或伴有干酪样物，脓口凹陷，经久不愈，常伴低热、盗汗、形体消瘦等症，脓培养常可见结核杆菌。

3．特殊临床表现

因肛门直肠周围脓肿的部位和深浅不同，其临床表现也有差异。

（1）肛周皮下脓肿：发于肛门周围的皮下组织内。早期症状很轻微，仅肛门部不适或沉重感，继则肛缘局部红、肿、热、痛，可因行走、坐、使劲或排便而疼痛加剧，如脓已成，按之则有波动感。全身症状较轻。

（2）坐骨直肠窝脓肿：位于肛门与坐骨结节之间，感染区域比肛门皮下脓肿广泛而深。初期只感肛门部不适或微痛，逐渐伴有发热、畏寒、头痛、食欲不振等全身症状，随后局部症状加重，出现灼痛或钝痛，成脓时为跳痛，在排便、咳嗽、行走时疼痛加剧，甚者坐卧不安。检查可见肛门两侧不对称，患侧稍凸起，皮肤可不红，但灼热，可有较大范围的触痛区，早期较硬，难以发现波动感。肛门指诊，患侧饱满，相当于一侧坐骨直肠间隙位置有触痛包块，有明显压痛和波动感。

（3）肛门后间隙脓肿：与皮下脓肿相似，位置在肛门后方，症状重于皮下脓肿。

（4）黏膜下脓肿：临床上很少见。初期常有直肠部沉重或饱满感，当脓肿扩大时，具有钝痛或跳痛，大便时症状明显，可有里急后重，全身症状明显，如全身不适，发热、食欲不振。窥镜下可见直肠黏膜有明显的局部肿胀、充血。直肠指诊可触到直肠壁上有局限性肿块，明显凸入肠腔，压痛，柔软，波动。穿刺可抽出脓液。

（5）直肠后间隙脓肿：位置深，全身症状明显，初期即有畏寒、发热，直肠内有坠胀感，骶尾部出现钝痛，并可放射至下肢。肛门外观正常，但尾骨与肛门之间，有明显深压痛。肛门指诊，可触到直肠后壁肿胀、压痛和波动感。

（6）骨盆直肠间隙脓肿：因部位深，局部症状不明显，仅有直肠下坠感，但全身症状明显，有畏寒、发热、无力等。肛门指诊，可触到患侧直肠壁处浸润变硬、压痛、隆起及波动感。

4．其他辅助检查

（1）实验室检查：根据白细胞总数及分类计算，可判断感染的程度。

（2）腔内超声检查：有助于了解脓肿的大小、位置及肛管直肠的联系。

（3）病理检查：取脓腔壁组织送检，可确定病变性质。

（4）脓腔穿刺：对于脓肿部位较深，难以判断是否已成脓，可在局麻下用粗腰椎穿刺针在脓肿中心处或压痛最明显处刺入抽吸，如有脓液抽出即可确诊，并行细菌培养加药敏试验。

（5）核磁共振检查：对于反复发作的患者，应进行 MRI 检查，以明确病变的具体部位和大小等情况。

四、诊断标准

（1）局部红肿疼痛，有波动感，一般无明显全身症状者，多位于肛提肌以下间隙，属低位肛周脓肿，包括坐骨直肠间隙脓肿、肛周皮下脓肿、括约肌间隙脓肿。

（2）出现寒战、高热、乏力、脉数等全身症状，血白细胞总数及中性粒细胞增高，局部穿刺可抽出脓液者，多位于肛提肌以上间隙，属高位肛周脓肿，包括骨盆直肠间隙脓肿、直肠后间隙脓肿、直肠黏膜下脓肿。

五、鉴别诊断

（1）化脓性汗腺炎：脓肿浅在而病变范围广泛，多发于肛门周围与臀部皮下，皮肤增厚变硬，急性小脓肿与慢性窦道并存，有多个流脓的疮口，疮口之间可彼此相通，形成皮下瘘管，但瘘管不与直肠相通，病区皮肤增厚，色素沉着，并有广泛慢性炎症和瘢痕形成，脓液黏稠呈白粉粥样，并有臭味。常有慢性病容，如消瘦、虚弱等。

（2）肛周毛囊炎和疖肿：属于肛周皮肤病，好发于尾骨及肛门皮下，肿胀略突出，有溢脓外口，外口内有脓栓，肛内指诊无内口。

（3）骶骨前畸胎瘤溃后感染：易与直肠后壁脓肿相混淆。肛内指诊直肠后方肿块光滑，无明显压痛，有囊性感。多为先天性，应追问病史。X线检查可见骶前肿物将直肠推向前方，可有散在钙化阴影。病理检查可确诊。

（4）肛周子宫内膜异位症：肿痛多与月经周期一致，常继发感染化脓。追问病史，结合症状，常可鉴别，病理检查可确诊。

（5）阴茎海绵体炎：易误诊为会阴部脓肿。会阴部红、肿、热、痛，海绵体肿大变硬，压痛非常敏感。应详细检查鉴别，必要时请泌尿科会诊。

（6）肛门会阴部急性坏死性筋膜炎：以侵犯筋膜为主，并累及皮肤、皮下组织，向前侵犯阴囊部的急性坏死性软组织感染，临床表现常见的是阴囊水肿、红斑、皮肤坏死和捻发音。此病病变范围广，发病急骤，但与肛管直肠不相通。

六、治疗

（一）一般治疗

1. 内治法

中医辨证论治。

早期多为实证和热证，治宜清热解毒、凉血祛瘀、软坚散结，以消法为主。中期脓成邪留，治宜扶正托毒，以托法为主。后期毒尽体虚，治宜补养气血、健脾渗湿、滋肝补肾，以补法为主。

（1）热毒蕴结型

主证：肛门周围突然肿痛，持续加剧；肛周红肿，触痛明显，质硬，表面焮热；伴有恶寒、发热、便秘、溲赤；舌红，苔薄黄，脉数。

治法：清热解毒。

方药：仙方活命饮或黄连解毒汤加减。穿山甲10g，皂角刺10g，当归尾10g，甘草6g，银花10g，赤芍15g，乳香10g，没药10g，陈皮8g，白芷10g，黄连8g，栀子10g。若舌苔黄腻，脉滑数，可合用草薢渗湿汤。草薢15g，薏苡仁15g，黄柏10g，赤苓10g，丹皮10g，泽泻8g，滑石10g，通草8g。每日1剂。水煎服。

（2）火毒炽盛型

主证：肛门肿痛剧烈，持续数日，痛如鸡啄，难以入寐，肛周红肿，按之有波动感或穿刺有脓；伴有恶寒发热，口干便秘，小便困难；舌红，苔黄，脉弦数。

治法：清热解毒透脓。

方药：透脓散加减。当归10g，生黄芪20g，炒山甲10g，川芎10g，皂角刺10g，银花10g，甘草 6g。每日 1 剂，水煎服。

（3）阴虚毒恋型

主证：肛门肿痛，皮色暗红，成脓时间长，溃后脓出稀薄，疮口难敛；伴有午后潮热，心烦口干，夜间盗汗；舌红，苔少，脉细数。

治法：养阴清热，祛湿解毒。

方药：青蒿鳖甲汤合三妙丸加减。青蒿 10g，鳖甲 15g，生地黄 15g，知母 10g，丹皮 10g，苍术 10g，黄柏 10g。肺虚者，加麦冬 15g，沙参 15g，马兜铃 10g；脾虚者，加白术 15g，山药 15g，扁豆 10g；肾虚者，加龟板 15g，玄参 10g，熟地黄 10g。每日 1 剂，水煎服。

2．外治法

（1）敷药：初起实证用金黄膏、黄连膏外敷；虚证用冲和膏外敷，每日 1 次。溃脓后用九一丹纱条引流，脓尽改用生肌散纱条。日久成瘘者，按肛瘘处理。

（2）熏洗：多用于脓肿溃后，具有清热解毒、消肿止痛、收敛止血、祛湿止痒、祛腐生肌作用。常用苦参汤、祛毒汤和 1：5000 高锰酸钾溶液等。

（3）手术治疗：肛门直肠周围脓肿，由于原发感染在肛腺，有内口（原发性肛窦炎）通向肛内，很少能避免手术，往往在患者就诊时即已化成脓，脓肿形成后易于扩散蔓延。因此，不应依赖抗生素等而过分地采用保守治疗，更不应该等待硬结变软波动出现而延缓切开排脓的时机。

手术前及术中一般处理：患者取侧卧（患侧在下）或截石位，局部消毒，一般采用骶管或硬膜外麻醉。术中伤口置凡士林纱条引流，如有渗血，则用纱条填充脓腔，纱布覆盖。

手术方式：根据脓肿部位深浅和病情急缓，选择以下 3 种手术方法：①一次切开法：适用于浅部脓肿，如皮下脓肿、肛门后间隙脓肿。切口呈放射状，长度与脓肿等长，使引流通畅。排脓后，寻找齿线附近感染的肛窦和内口，将外口和内口之间的组织切开，将脓腔搔刮，清除坏死组织，适当修剪创缘及内口处，开放切口，凡士林纱条引流。如为黏膜下脓肿，则在肛门镜下暴露脓肿部位，注意是否有感染内口，用注射器回吸有脓，放射状切开脓肿，也可延长切口至肛门外以便保持引流通畅，注意止血。②一次切开挂线法：适用于坐骨直肠窝脓肿、高位脓肿及蹄铁型脓肿。于脓肿波动明显处，或穿刺抽脓指示部位，在肛缘外距肛缘 2.5cm 处，靠外括约肌外缘处，做一弧形切口，进入脓腔，如为深部脓肿，则切开皮肤后，以弯止血钳钝性分离肌肉，手指扩大切口，充分排脓后，以食指分离脓腔间隔，然后用过氧化氢溶液或生理盐水彻底冲洗脓腔，修剪切口使引流通畅。然后以弯血管钳或球头探针，自脓腔切口探入，沿脓腔底部轻柔地探查内口，另一食指伸入肛内引导协助寻找内口，探通内口后，将球头针拉出，将一连有橡皮筋的粗丝线扎于球头部，通过脓腔拉出切口，使橡皮筋两端留在切口与肛门外，在内口与切口之间做一放射状切口切开皮肤，将橡皮筋两端收拢结扎，松紧视病情而定，并根据脓肿与切口情况，看是否做改道引流。如为蹄铁型脓肿，应两侧均做弧形切口，行对口引流。③分次手术：适用于深部脓肿原发内口寻找困难者。

为防止脓肿扩散和病情恶化，可先行切开排脓，将脓液排出，以食指分离脓腔间隔，搔刮清除坏死组织，冲洗脓腔后，切口留置凡士林纱条引流。保持引流畅通，待形成肛瘘后，再按肛瘘处理。

肛周脓肿的手术治疗，有两种选择，一种是切开排脓待形成肛瘘后再行肛瘘切除手术；另一种是一次性根除手术。分次手术给患者带来两次创伤，患者心理、生理痛苦大。而一次性手术有较高的括约肌损伤率，尤其对那些内口不明确或因经验不足而处理不当者，极易复发，因此，两手术方法各有千秋。对肛门直肠周围脓肿，不宜过分强调一次性切开，有医生已多次发现一次性切开脓肿带来的不良后果。一次性切开脓肿只适用于肛周和中央间隙脓肿，而且还应在发现内口所在时施行。

南京中医药大学第一附属医院继承发扬中医挂线疗法优点的基础上，结合现代外科微创化的要求，国内首先提出高位虚挂引流法的新理念，研究出高位虚挂引流法，收到了满意的疗效。其具有的优点：①术中不用对支管等切开扩创，将切口减低到最小的范围，尽可能地保留正常组织，组织损伤小，不会产生术后瘢痕畸形、肛门移位等后遗症；②挂线但不紧线，避免了术后分次紧线给患者带来痛苦的缺点，并可避免因紧线而勒断肛直环，使肛直环纤维化并产生瘢痕，从而影响肛门括约肌的正常舒缩功能；③挂线作为异物同样可以刺激创面的愈合；④挂入的橡皮筋为术后换药时冲洗、填塞油纱条等提供标志作用。这一方法继承发扬中医挂线疗法的优点，顺应现代外科微创化的趋势，保证了治愈率高且功能保护好，减轻患者痛苦，减少术后并发症，提高患者生活质量。

手术注意事项：①早期切开排脓（一般病后 5 天），不必等有波动感，减少炎症扩散。②定位要准确，切口在波动最明显或最隆起处，或先穿刺，待抽出脓液后再行切开。③切口，浅部脓肿可行放射状切口；深部脓肿行弧形切口，并距离肛缘外 2.5cm，避免损伤括约肌。蹄铁型脓肿在两侧行弧形切口，避免切断肛尾韧带。④引流要彻底，切开脓肿后要用食指去探查脓腔，避免遗漏，并分开脓腔内的纤维间隔，另外切口要够大，以利引流。⑤争取一次手术，预防肛瘘形成，术中应尽量切开原发性肛隐窝炎即内口，以防止肛瘘形成，减少患者疼痛苦。⑥至于肛瘘手术时应注意肛门周围原有的外形，只切开主管为佳，不一定非要切开所有的瘘管。

（二）微创疗法

微创疗法主要是指保留括约肌术式，包括微创手术以及挂线，由于该术式同样属于根治术式且能保留肛门括约肌，保护肛门的功能，从而减少住院时间及费用，保持肛周形态和功能的完整性，因此受到了越来越多的关注。微创术式符合外科治疗的趋势，具有广阔的发展前景。

由挂线时橡皮筋的松紧与否，又产生了切开挂线引流与虚挂引流之分。与挂线相比，虚挂可以明显减轻术后疼痛，减少术后排尿困难和保护肛门功能。由虚挂引流发展而成的旷置疗法也属于肛周脓肿 I 期治疗术，它是切开与虚挂线或置管引流的有机结合，可分为切开虚挂引流术和切开置管引流术，后者是指对内口进行处理后，在脓腔顶端置管，以实现彻底引流。同样具有减轻疼痛、保留功能及彻底引流的效果。

肛周脓肿的微创疗法术式多样，并非一种术式所能完全代表的，其目的是保留括约肌功能良好，彻底引流，缩短疗程，I 期根治。根据各医生的临床经验，可单用一种或多种术式联合使用，进行个体化治疗。现介绍几种术式以供参考。

1．切开虚挂引流术

即在治疗高位肛周脓肿时，将需挂线的脓腔和括约肌用线或橡皮筋挂入，但不收紧，仅利用线或橡皮筋的引流、异物刺激作用，充分引流脓腔和间隙炎症，当间隙和瘘管内肉芽填满后，抽去线或橡皮筋，不勒断括约肌，充分保证了括约肌的完整性，从而保证了肛门括约功能的完好，舍弃了传统实挂线的慢性勒割作用。其具体操作为：在脓肿隆起最明显处做一长 2cm 的放射状切口，切开皮肤、皮下组织直至脓腔，分离纤维隔，排尽脓液，用刮匙搔刮脓腔内坏死组织，以中弯探入脓腔，食指在肛内应诊，初步确定内口后于内口相对应的肛缘处做一长 3~4cm 切口，切开皮肤、皮下组织及部分内括约肌，暴露中央间隙和内括约肌间隙，充分引流内口处感染灶，以此切口作为主引流切口。自主引流切口以中弯探入脓腔达脓腔顶部，以双股橡皮筋自脓腔顶部穿出，将橡皮筋自直肠经肛门牵出，与主切口内橡皮筋另一端会合结扎，橡皮筋呈松弛状态，该橡皮筋即虚挂橡皮筋，日后不予紧线。视脓腔间隙的大小，可做多个放射状引流小切口，各引流切口与主切口均以橡皮筋做对口引流。虚挂橡皮筋需待橡皮筋所在间隙已基本闭合时，方可拆除。可先拆除一根，待间隙内肉芽生长、间隙将近闭合时再拆除另一根，以防过早拆除而致间隙引流不畅成为无效腔。抽去橡皮筋前可通过看间隙肉芽生长情况、转动橡皮筋时橡皮筋的松紧及活动程度、冲洗时间隙内液体流动的顺畅程度来判断脓腔间隙是否已基本闭合，抽去橡皮筋后冲洗间隙，一般第二天人造内口及引流处即能闭合。

本术式在彻底清除原发感染源的同时，对内口以上的深部脓腔采用橡皮筋虚挂引流，与传统的挂线疗法相比，不紧线勒断肛肠环，仅利用了传统挂线术的异物刺激作用、引流作用和标志作用而舍弃了其慢性勒割作用，通过橡皮筋充分引流脓腔内分泌物的同时刺激创口内肉芽生长，使脓腔间隙逐渐闭合。挂线的引流作用，可以使脓腔渗出顺线引出，并可使创面从基底部愈合，外部切口无过早闭合，避免了形成假性愈合的隐患。故国外学者将挂线又称为泄液线。实践证明，本法操作简便易行，肛门功能保护好，患者痛苦小，疗效可靠，有临床使用价值。

2. 切开置管引流术

即对内口进行处理后，在脓腔顶端置管，以实现彻底引流。具体操作步骤为：通过指诊寻找原始感染病灶（内口），在与内口相应的肛缘外脓肿上做放射状切口，排尽脓液。用食指探查脓腔，分离纤维隔，再用探针探通内口。脓道经过肛门外括约肌深部以下者，予以一次切开内口；脓道经过肛门外括约肌深部以上者低位部分（肛门外括约肌深部下缘以下部分）切开，高位部分可结合虚挂线，同时彻底清除内口附近的感染坏死组织，使切口引流通畅。进一步探查脓腔，对蔓延至坐骨直肠间隙顶部或直肠后间隙深部的脓腔做充分搔刮、冲洗后，置入橡胶导尿管达脓腔顶部后固定。术后每日常规换药，并通过导尿管冲洗脓腔，每隔数日，将引流导尿管稍向外移位后固定，直至脓腔缩小、变浅，深度<2cm 时，拆除引流导尿管。也可置管接引流袋或负压吸引器。

置管引流疗法是基于中医药捻引流法治疗窦道的原理，《医门补要》中在对肛周脓肿切开或火针烙开后，主张"内插药捻，外贴膏药"。置管即是中医药捻的变形和改进。本法是在彻底清除内口和脓腔内的坏死组织等感染源后，再在一般换药难及的深部脓腔内置入橡胶导尿管。该导尿管可起 3 种作用：①持续引流作用，保证了脓腔的引流通畅；②冲洗作用，保证了每日排便后进入脓腔的粪渣得以及时清除；③异物刺激作用，可触及肉芽组织生长，加速脓腔闭合，从而达到提高深部肛周脓肿治愈率，减少复发的目的。

3. 一次性低位切开高位旷置治疗高位肛周脓肿

取侧卧位（患侧在下）或俯卧折刀位，腰俞穴麻醉或腰麻。常规消毒，铺巾置单，进行肛门直肠指诊，进一步明确脓腔的部位以及可疑内口。由于高位脓肿常与低位脓肿并存，肛周皮肤常有红肿表现，如脓肿内口明确，以弯止血钳自内口探入，向脓肿方向延伸，低位部分的脓腔可直接切开，切口呈放射状；累及外括约肌深层和耻骨直肠肌上间隙的脓腔充分搔刮引流后，以一引流管（常用吸痰管）置于脓腔最顶端，固定在切口边缘。如脓腔内口不明确，可于脓肿顶端切开脓腔，以血管钳向齿线部探索，最薄弱处即为内口，自该处切开脓腔。以手指伸入脓腔打开所有的纤维隔，使脓腔完全敞开，将脓液充分引出，彻底清除感染肛窦周围的坏死组织、脓腔壁之坏死组织。如脓腔较大，可于切口旁再做一个或数个切口，使引流通畅，切口间以橡皮筋穿过挂线（不紧线，仅作为引流用）。充分止血后，创面敷以油纱条，塔形纱布压迫固定。

4. 浮紧配合挂线法治疗蹄铁形肛周脓肿　适用于蹄铁形肛门直肠脓肿。骶麻下先于肛门后正中（前蹄铁形脓肿者于前正中）做一放射状切口，脓液流出后，以球头探针自切口探入脓腔，于内口处探出，切开探针上方皮肤及皮下组织，瘘管肌层挂线，注意切口应引流通畅。然后探查两侧弯形脓腔，于侧方做开窗引流，以甲硝唑注射液冲洗脓腔后，挂浮线处理。特点：浮紧配合挂线法治疗蹄铁形肛周脓肿，主管道挂紧线，既切开了瘘管，又最大限度地保留了肛门括约肌功能。其支管部分则采用挂浮线，其良好的引流作用利于周围炎症的消散，避免了过多切开给患者造成皮肉之苦，同时也保证了肛门部外观。

七、预防与护理

（1）注意饮食卫生，勿食生冷食物或过食辛热等刺激性食物，以防发生腹泻或便秘致肛窦染毒或受损。

（2）及时处理肛管直肠部炎症性疾病。

（3）术后注意创口无渗血，如敷料已被染湿应及时更换。

（4）每日便后以 1:5000 高锰酸钾溶液或中药苦参汤水坐浴。

（5）换药时注意引流通畅，防止皮肤过早粘连。

（6）挂线一般 7～10 天自行脱落，10 天后不脱落者，可酌情紧线或剪开。

（7）炎症不易控制者，可应用抗生素治疗。

第四节　肛瘘

一、概述

肛门直肠瘘简称肛瘘，是肛管、直肠与肛门周围皮肤相通的一种异常管道。肛瘘一般具有内口、外口和管道。内口的开口部位位于齿线的肛窦内，外口位于肛门周围皮肤，常有脓性分泌物经外口流出，内外口之间相通的管道称为瘘管，瘘管可穿过内、外括约肌和肛提肌，向直肠肛管周围间隙穿通。肛瘘是常见的肛门直肠疾病，在我国占肛肠发病患者数的 1.67%～3.6%，国外为 8%～25%。本病好发于 20～40 岁，男性多于女性，男女的比例为 5:1，婴幼儿亦可见。其发病率高、复发率高，其临床特点是以局部反复流脓、疼痛、瘙痒为主要症状，并可触及或探及瘘管通到直肠。故肛瘘尤其是高位肛瘘是当今世界公认的外科领域内难治性疾病之一。

二、分类

（一）临床一般分类

（1）单纯性肛瘘：是指肛门旁皮肤仅有一个外口。直通入齿线上肛隐窝之内口者，称为内外瘘，又称完全瘘；若只有外口而无内口，称为外肛瘘，又叫外盲瘘；若只有内口与瘘管相通，而无外口的，称为内肛瘘，又叫内盲瘘。

（2）复杂性肛瘘：是指在肛门内、外有两个以上的开口；或管道穿通两个以上间隙；或管道多而支管横生，形如马蹄者，称为马蹄型肛瘘。

（二）1975年全国首届肛肠学术会议制定肛瘘的统一分类标准

现临床上大多应用此标准，仍对肛瘘的诊治有重要的指导意义。以外括约肌深部画线为标志，瘘管经过此线以上为高位，在此线以下为低位，其分类如下：

（1）低位单纯性肛瘘：只有一个瘘管，并通过外括约肌深层以下，内口在肛窦附近。

（2）低位复杂性肛瘘：瘘管在外括约肌深层以下，有两个以上外口，或两条以上管道，内口在肛窦部位。

（3）高位单纯性肛瘘：仅有一条管道，瘘管穿过外括约肌深层以上，内口位于肛窦部位。

（4）高位复杂性肛瘘：有两个以上外口及管道有分支窦道，其主管通过外括约肌深层以上，有一个或两个以上内口者。

（三）Parks分类法

按瘘管与括约肌的关系，将肛瘘分为四类。

（1）括约肌间肛瘘（低位肛瘘）：最为常见，是肛管周围脓肿的后遗症。瘘管只穿过内括约肌，外口常只有一个，距肛缘较近，为3～5cm。

（2）经括约肌肛瘘（低位或高位肛瘘）：占25%，为坐骨直肠窝脓肿的后遗症。瘘管穿过内括约肌、外括约肌浅部和深部之间，外口常有数个，并有支管相互沟通，外口距肛缘较远，5cm。

（3）括约肌上肛瘘（高位肛瘘）：占5%。瘘管向上穿过肛提肌，然后向下至坐骨直肠窝而穿透皮肤。由于瘘管长累及肛管直肠环，故治疗较困难。

（4）括约肌外肛瘘（高位肛瘘）：占1%，为骨盆直肠间隙脓肿合并坐骨直肠窝脓肿的后果。瘘管穿过肛提肌，直接与直肠相通。这种肛瘘常为克罗恩病、肠癌或外伤所致。

（四）肛瘘的发展有一定的规律性

索罗门氏定律将肛门两侧的坐骨结节画一横线，当瘘管外口在横线之前、距离肛缘4cm以内，内口在齿线处与外口位置相对，其管道多为直行；若外口在距离肛缘4cm以外，或外口在横线之后，内口多在后正中齿线处，其瘘管多弯曲或呈马蹄形。这一规律对肛瘘内口的确定及治疗有重要价值。该定律只适用于那些真正由肛腺感染发展而成的肛瘘，其他非腺缘性的瘘管不一定符合这一规律。

一般有肛周脓肿病史，病灶有外口、管道、内口等体征即可诊断。肛瘘的诊断中，最重要的一环就是应了解肛瘘内口的部位、数目、管道走行与肛门括约肌的关系、病变的性质和程度，肛门括约肌功能及全身情况，才能更好地做出正确的诊断，以指导治疗。

三、临床表现

肛瘘形成初期是以脓肿、炎症为主，炎症消退，瘘管逐渐形成，局部症状逐渐减轻。但复杂性肛瘘或有急性感染时，局部有明显的炎症反应，并伴有全身症状。

（一）症状

（1）分泌物：肛门部有间歇性或持续性流脓，久不收口。初期流脓较多，有粪臭味，色黄而稠；时间较久，则脓水渐少，稀淡如水，或时有时无，呈间歇性流脓；若过于疲劳，则脓水增多，有时可有粪便流出；若脓液已少而突然又增多，兼有肛门部疼痛者，常表示有急性感染或有新的支管形成。

（2）疼痛：当瘘管通畅时，一般无疼痛感，仅觉肛门口坠胀。若外口暂时闭合，脓液积聚，可出现局部疼痛，并可伴有发热、畏寒等全身症状；外口破溃脓水流出后，症状可迅速减轻或消失。有时可因内口较大，粪便流入管道而引起疼痛，尤其是在排便时疼痛加剧。

（3）瘙痒：由于脓液不断浸渍肛门周围皮肤而引起瘙痒，肛周潮湿不适，皮肤变色、表皮脱落，纤维组织增生和增厚，有时形成湿疹。

（4）排便不畅：复杂性肛瘘久不收口，可引起肛门直肠周围形成大的纤维化瘢痕或环状的条索，影响肛门的舒张和闭合，大便时感到困难，有便意不尽的感觉。

（5）全身症状：一般无全身症状。并发肛周脓肿时可有恶寒、发热等症状。复杂性肛瘘反复发作，长期流脓血，可出现形体消瘦、精神萎靡。结核性肛瘘常伴有结核活动病灶，则有两颊潮红、低热等症状。

（二）体征

（1）视诊：可见外口，外口凸起较小者多为化脓性；外口较大，凹陷，周围皮肤暗紫，皮下有潜行性空腔者，应考虑复杂或结核性肛瘘。有时按压瘘管，可有脓性分泌物从外口处溢出。查看脓液的多少、稠厚或稀薄、颜色、气味和通畅程度，对肛瘘的性质及程度等有一定的鉴别诊断意义。

（2）触诊：通过触摸可了解肛瘘管道的深浅，走向和确定内口的位置。低位肛瘘可在肛周皮下触及硬索，高位或结核性者一般不易触及。指诊在齿线附近触及硬结或凹陷，多为内口所在。

（三）其他辅助检查

（1）肛门镜检查：主要观察肛隐窝有无充血、凹陷、流脓，一般来说内口多在发炎的肛隐窝内。

（2）球头探针检查：可进一步明确肛瘘管道之深浅、走向和内口情况。

（3）染色检查：肛内放置一块干纱布，将亚甲蓝溶液从外口注入，如内口未闭合，则纱布着色，即能帮助找到内口的位置。

（4）碘油造影：可显示瘘管的方向、深度、长度，以及管道是否弯曲、有无分支、与肛管直肠是否相通、内口与肛管直肠环的关系等。

（5）腔内超声：对发现瘘管及其支管，确定内口位置，检测括约肌的损伤程度及诊断克罗恩病引起的肛门直肠瘘等方面有显著的优势。

（6）螺旋 CT 或 MRI：该技术多应用于高位、复杂性肛瘘检查，三维重建后取得的立体图像能清晰显示瘘管行径，并通过图像处理可以提供直观资料。

四、诊断标准

（1）有肛周脓肿病史：病灶有外口、管道、内口可寻。

（2）分类：①低位单纯性肛瘘：只有一条管道，且位于肛管直肠环以下；②低位复杂性肛瘘：有两条以上管道，位于肛管直肠环以下，且有两个以上外口或内口；③高位单纯性肛瘘：只有一条管道，穿越肛管直肠环或位于其上；④高位复杂性肛瘘：管道有两条以上，位于肛管直肠环以上，且有两个以上外口或内口。

（3）肛周破溃流脓可暂时外口愈合，导致蓄脓呈急性发作的肛周脓肿表现。

五、鉴别诊断

肛门周围和骶尾部也有其他种瘘管可误诊为肛瘘，有时做了不必要的手术，损伤肛门括约肌，应加以鉴别。

（1）会阴部尿道瘘：这种瘘管是尿道球部与皮肤相通，常在泌尿生殖三角区内，排尿时尿由瘘口流出。有的与位于肛门横线前方的肛瘘相似，排尿时尿由瘘口流出。有的与位于肛门横线前方的肛瘘相似，排尿时尿不由瘘口流出或流出很少，未被重视；有的手术前不易鉴别，手术时才能确诊。尿道瘘常有外伤史和尿道狭窄，不与直肠相通，肛管和直肠内无内口，坐骨直肠窝内无纤维组织硬结。

（2）骶骨前瘘：瘘管位于骶骨凹陷，由骶骨与直肠之间的脓肿在尾骨附近穿破形成。瘘口常在尾骨尖的两侧，并与尾骨尖平齐，有的有两个对称和距离相等的瘘口。探针可探入数厘米，瘘管与直肠平行，如由两侧瘘口探查，可各由肛门尾骨韧带的一侧探入同一主要瘘管内，瘘管成"Y"字形。皮下无支管，由瘘口到肛管之间无瘢痕组织。

（3）骶尾部畸胎瘤：是一种胚胎发育异常引起的先天性疾病。多在青春期20～30岁发病。常见为表皮囊肿和皮样囊肿，位于骶骨前直肠后间隙。囊肿呈单囊性、双囊性和多囊性，腔内可有胶冻状黏液。无感染时，常无症状。有时感觉骶尾部胀痛。若囊肿较大，直肠指诊时可发现骶前膨隆，可触到囊性肿物，表面光滑，界限清楚。囊肿破溃或切开引流后，形成瘘管，其外口常在臀沟尾骨尖处，在瘘口处常可发现有毛发、牙齿、骨质等不同的胚叶组织，无内口。可行病理检查确诊。

（4）骶尾部骨结核：此病具有发病缓慢，无急性炎症，破溃后脓液清稀，久不敛口，创面凹陷，其肛瘘的外口较大，边缘不整齐，常有纳差、低热、出汗、咳嗽等结核病特有症状。X线摄片可见骶尾部骨质破坏和结核病灶。

（5）肛门周围化脓性汗腺炎：这种疾病的瘘管和外口较多，侵犯广泛，与蹄铁形肛瘘相似。这样瘘管与肛管无明显联系，无内口，肛管和直肠无改变。

（6）结核性肛瘘：这种肛瘘的外口较大，边缘不整齐，瘘管常无硬变。

（7）先天性直肠瘘：常开口于会阴或阴道，内口在肛管壁上，不在肛窦附近。

另外，直肠尿道瘘、直肠膀胱瘘、直肠阴道瘘都有其特殊症状，容易鉴别。

六、治疗

（一）一般治疗

1. 内治法

中医辨证论治。

（1）湿热下注型

主证：肛周经常流脓液，脓质稠厚，肛门胀痛，局部灼热；肛周有溃口，按之有索状物通向肛内；舌红，苔黄，脉弦或滑。

治法：清热利湿。

方药：二妙丸合萆薢渗湿汤加减。黄柏 10g，苍术 15g，草薢 15g，薏苡仁 15g，赤苓 15g，丹皮 10g，泽泻 8g，滑石 10g，通草 8g。每日 1 剂，水煎服。

（2）正虚邪恋型

主证：肛周流脓液，质地稀薄，肛门隐隐作痛，外口皮色暗淡，瘘口时溃时愈；肛周有溃口，按之质较硬，或有脓液从溃口流出，且多有索状物通向肛内；伴神疲乏力；舌淡，苔薄，脉濡。

治法：托里透毒。

方药：托里消毒散加减。党参 10g，白术 10g，穿山甲 10g，白芷 10g，升麻 6g，当归 10g，甘草 8g，黄芪 15g，皂角刺 10g，青皮 8g。每日 1 剂，水煎服。

（3）阴液亏损型

主证：肛周溃口，外口凹陷，瘘管潜行，局部常无硬索状物可扪及，脓出稀薄；可伴有潮热盗汗，心烦口干；舌红，少苔，脉细数。

治法：养阴清热。

方药：青蒿鳖甲汤加减。青蒿 10g，鳖甲 15g，生地黄 15g，知母 10g，丹皮 10g，苍术 10g，黄柏 10g。肺虚者加沙参 15g，麦冬 15g；脾虚者加白术 15g，山药 15g。每日 1 剂，水煎服。

2. 外治法

（1）熏洗：由于肛瘘患者局部肿痛明显，伴有较多分泌物，可经常做肛门局部的熏洗治疗，以洗为主。常用的有高锰酸钾（1∶5000）溶液、苦参汤、祛毒汤等。

（2）外敷：实证患者宜采用金黄膏、黄连膏等；虚证患者可用冲和膏等。并可用凡士林纱条引流换药。

3. 手术疗法

本病以手术治疗为主。将瘘管全部切开，必要时可将瘘管周围的瘢痕组织做适当修剪，使之引流通畅，创口逐渐愈合。手术成败的关键，在于正确地找到内口，并将内口切开或切除，否则创口就不能愈合，即使暂时愈合，日久又会复发。

（1）肛瘘手术成功的关键：①必须正确地找到瘘管内口，并完全切开或彻底切除，否则将不能治愈；②整个瘘管必须从外口至内口完全切开或切除，否则伤口不能愈合或即使愈合也会复发；③手术中必须防止对肛门括约肌特别是肛管直肠环的过度损伤，否则易造成肛门失禁；④瘘管切除或切开后的伤口换药必须使创口从底部开始生长，防此创口边缘粘连愈合（桥形愈合或假性愈合），避免再次形成瘘管。

（2）手术方法：目前常用的方法有切开法、挂线法、切开与挂线相结合 3 种。

正确寻找内口有以下几种方法。①索罗门定律：经肛门中部画一横线，如外口在此横线前方，离肛门缘不超过 4cm，其内口常在齿线附近，与外口相对；如外口在距离肛缘 4cm 以外，或外口在横线后方，其瘘多为弯曲或马蹄形，内口在肛门后正中线齿线处。②触诊：手指从外口开始向肛缘检查，可触到条索状瘘管，根据其行径，初步确定内口位置，然后将食指伸入肛管直肠内，在齿线附近仔细触摸，可摸到硬结或凹陷，则应考虑为感染之肛窦，即内口。如肛周触诊未发现条索状物，术者可将食指插入肛门，拇指在外，用拇指和食指夹住外口附近的皮肤及深层组织，即可发现较深的条索样物，沿其行径找到内口位置。③注射色素法：常用5%的亚甲蓝溶液，用肛门镜在直肠内放一块干净纱布卷后，拿出肛门镜，纱布卷露出肛门少许，然后将装有亚甲蓝溶液的针管接上细塑料管插入肛瘘外口，将外口用纱布适度压紧，避免漏出溶液，从外口向管道内缓慢注入药液，如纱布卷染蓝色表示有内口，纱布卷被染蓝的方位就是内口存在的方向。但纱布卷不染色不能否定内口存在。将纱布卷拿出后可再用肛镜检查被染色的内口位置，尚可再从外口注入空气，可见内口处有水泡排出。④探针检查：一手食指伸入肛内，指尖按在可疑内口处，另一手将探针从外口伸入，轻巧地沿管道探入，可从内口探出。但弯瘘或复杂瘘管，行径弯曲，探针不易通过。可用银制细软探针检查，不可用力过猛，以免造成假瘘管和假内口。⑤肛窦钩检查：以窥器张开肛管，内口常在红肿发炎的肛窦或肛管壁上凹陷或硬结内，用钩反复检查，则不难找到内口。

1）切开疗法。

适应证：低位单纯性肛瘘和低位复杂性肛瘘。对高位肛瘘切开时，必须配合挂线疗法。

禁忌证：肛门周围有皮肤病患者、梅毒、严重肺结核和极度虚弱者。

操作方法：患者取侧卧位或截石位，在骶管麻醉下，常规消毒，铺无菌巾；做注亚甲蓝染色法，找到内口，并可使瘘管内染色，便于手术时辨认瘘管走向；将有槽探针从瘘管外口轻轻插入，遇阻力时停止，然后沿探针方向切开皮肤、皮下组织及瘘管外壁，使瘘管部位敞开；再将有槽探针插入瘘管的残留部分，逐步用同样的方法，切开探针以上的表面组织，直到内口，使整个瘘管完全切开为止；瘘管全部敞开后，有刮匙将瘘管壁上染有亚甲蓝的坏死组织和肉芽组织刮除；修剪创口两侧的皮肤和皮下组织，处理好内口，使创面底小口宽，引流通畅；仔细止血，创面置凡士林纱条或红油膏纱条，外用纱布覆盖，胶布固定。

术后处理：①肛门疼痛可给予止痛剂或针灸止痛。②术后24小时勿解大便，以后需保持大便通畅，必要时给予润下剂。③每日便后用1∶5000高锰酸钾溶液坐浴，换药至伤口愈合。④结核性肛瘘需结合抗结核治疗。

2）挂线疗法。

是中医治疗肛瘘的传统方法，远在明代就已采用。如《古今医统》中说："至于成漏穿肠，串臀中，有鹅管，年久深远者……挂线治法，庶可除根不拘数疮，上用草探一孔，引线系肠外，坠铅锤悬，取速效。药线日下，肠肌随长，僻处即补，水逐线流，未穿疮孔，鹅管内消。"简要叙述了本疗法的功效和机制，具有简便、不影响肛门功能，瘢痕小，引流通畅、疗效可靠等优点。到现在仍是治疗肛瘘的好方法，但目前临床上的挂线疗法已做了改善，以前单纯挂线的方法已基本不用了，这里介绍的是目前临床上应用的挂线疗法（亦称切开挂线法）。

挂线的目的和原理：

挂线疗法的缺点是痛苦大，疼痛持续时间长，因此应根据适应证，正确使用本法。挂线的目的：①为了防止因手术切断肛管直肠环后，因肌肉收缩，括约肌断端分离，失去括约作用，产生大便失禁。②防止因一次性切开造成创面过深过宽和肛门变形。其原理：通过挂线逐渐收缩的机械作用，使肌肉因缺血坏死缓慢地断开，在逐渐断开的过程中，基底创面也逐渐开始生长愈合，括约肌虽被切断，但断端已被瘢痕组织所固定，断端不致因切断而回缩，致使分离太大，愈合后瘢痕小，不会引起肛门失禁和变形。

适应证：单纯性低位、高位肛瘘。与切开法结合治疗复杂性肛瘘。

禁忌证：同切开法。

操作方法：患者取侧卧位或截石位，在骶管麻醉下，常规消毒，铺无菌巾；做注入亚甲蓝染色法，找到内口，将钝头软探针由外口伸入瘘管，按瘘管行径，适当弯曲探针，食指按于齿线，使探针由内口进入肛管或直肠，再将探针弯曲，由肛门拉出一段；将橡皮筋用线扎紧于探针球头部，随着探针将橡皮筋由外口牵出；另一端则留置在肛门外；切开瘘管内外口之间的皮肤及皮下组织，拉紧橡皮筋，紧贴皮下切口用止血钳夹住，在止血钳下方用粗丝线收紧结扎橡皮筋，用双重结扎，然后在结扎线外 1.5cm 处剪去多余的橡皮筋，松开止血钳。如为高位肛瘘，采用低位切开高位挂线术，因所挂住部位组织较多，宜先把外括约肌深层以下的下部瘘管切开后，再将橡皮筋收紧结扎，不仅可以减少疼痛，同时也能缩短疗程。伤口内放置凡士林纱条引流，纱布覆盖，胶布固定。

术后处理：同切开疗法。橡皮筋一般在 7 天左右可以脱落，若在 10 天以后不脱落，可视情况剪开或再紧线 1 次。如为高位肛瘘则应延缓胶线脱落时间，视伤口生长情况而定。

3）保留括约肌挂线术（虚挂）。

术前准备及手术方法同前，所不同的是，手术方法运用了挂线的引流作用、异物刺激和标志作用，舍弃其慢性勒割作用，手术中将肛门直肠环完整地以橡皮筋松弛挂上面不扎紧，亦即所谓虚挂（区别于传统的勒紧挂线之实挂），充分引流感染间隙，同时充分准确处理原发感染病灶而达到治疗目的。在保持高治愈率的基础上，最大限度地保护了肛门功能，减轻了患者痛苦和降低了手术操作难度。

该法具有的显著特点：①术中不用对支管等切开扩创，将切口减低到最小的范围，尽可能地保留正常组织，组织损伤小，不会产生术后瘢痕畸形、肛门移位等后遗症；②挂线但不紧线，避免了术后分次紧线给患者带来痛苦的缺点，并可避免因紧线而勒断肛门直肠环，使肛门直肠环纤维化并产生瘢痕而影响肛门括约肌的正常舒缩功能；③挂线作为异物同样可以刺激创面的愈合；④挂入的橡皮筋为术后换药时冲洗、填塞油纱条等提供标志作用。

（3）手术注意事项：①探针切忌强行插入，以免造成假道和遗留内口。②瘘管在肛管直肠环下方通过者，可以一次全部切开瘘管。如瘘管通过肛管直肠环的上方，必须加用挂线疗法。即先切开外括约肌浅部及其下方的瘘管，高位部分挂线，避免因一次切断肛管直肠环而造成肛门失禁。如肛管直肠环已纤维化者，也可一次全部切开无须挂线。③切断括约肌时，切口应与肌纤维垂直，不可斜切，一般不可同时切断两处括约肌，防止肛门失禁或肛门松弛。④肛尾韧带可以纵切开，不能作横行切断，以免造成肛门向前移位或肛门塌陷。⑤瘘管距肛门 2cm 之内而又围绕肛门环形半周以上时，切开此类瘘管，要做间隙的留桥，以防止肛缘内陷与肛管水肿而延迟愈合。⑥掌握好瘘管内口引流和外部伤口开放引流，要求肛管内伤口小，外部伤口大，使引流通畅。复杂性肛瘘，支管较多者，可把部分支管的切口缝合，防止肛门畸形。⑦对弯曲瘘常需做改道引流，即将内口及肛管部的主管做放射状切口，适当向外延长做开放引流。肛管外至外口部分的弯曲瘘管做切开，搔刮清除坏死组织、肉芽组织和管壁炎性组织，然后做全层不留无效腔缝合。

（二）肛瘘的微创治疗技术

1. 直肠黏膜瓣内口闭合术

直肠黏膜瓣下移修补内口，其核心技术是切除内口及其周围 1cm 的全层直肠组织，然后游离其上方的直肠瓣，并下移修复内口处缺损。该方法消除了感染灶，闭合了内口，不切断括约肌，伤口小，可重复治疗。治疗前侧瘘管还可以结合括约肌折叠重建。直肠瓣移植术的优点是能显著缩短肛瘘的治疗时间，降低肛门不适和肛门畸形的发生率。有学者报道直肠黏膜瓣修补术治疗高位肛瘘 23例，全部治愈，平均住院时间 4 天，无复发、无肛门失禁，与同期文献报道的高位肛瘘挂线术治疗者比较具有明显优势。尽管做直肠推移瓣时没有切断括约肌，但是手术操作比较复杂，对手术者的手术技巧有一定的要求。国外学者 Mitalas LE 等报道，直肠黏膜瓣内口闭合术作为一种保留括约肌的微创手术，一次手术失败可再次重复该手术治疗，重复治疗可将高位经括约肌的肛瘘治愈率从 67%提高到 90%，而不会致肛门功能进一步恶化。

2. 经括约肌间瘘管结扎术

经括约肌间瘘管结扎术的核心技术是术前对瘘管走行的准确判断及术前对内口的明确，先沿括约肌间找到瘘管，然后缝扎瘘管闭合口，切除括约肌间段的瘘管；最后用刮刀刮除剩余瘘管坏死组织。2006 年，泰国的 Rojanasakul Anal 教授首先报道了经括约肌间瘘管结扎术治疗 17 例肛瘘患者，16 例治愈，治愈率达 94%；随后在 2007～2008 年马来西亚学者 A. Shanwani 等应用该方法治疗 45例肛瘘患者，治愈 37 人，治愈率为 82.2%；美国学者 Joshua 和 Bleier 等报道了应用该手术方式治疗 35 例复杂性肛瘘，治愈 20 人，治愈率为 57%。该术式的主要优点：处理了内口及感染的肛腺组织，未损伤括约肌，不影响肛门功能，各文献均报道术后未出现肛门功能受影响，切口小，术后愈合时间短。

3. 瘘管清创和注射肛瘘填充物

该方法最大的优势是操作简单，易于学习推广，低侵入性，且没有肛门失禁之弊，失败病例重复治疗也不会对肛门功能产生太大影响。目前有文献报道的肛瘘填充物有：纤维蛋白胶、猪小肠黏膜制成生物栓、异体脱细胞真皮基质（ADM）、脂肪来源的干细胞填充物等。其中应用最成熟最为广泛的要数纤维蛋白胶，其成功率为 14%～70%，导致治疗失败的危险因素包括克罗恩病、直肠阴道瘘、艾滋病和短瘘管。2006 年 Johnson 等用猪小肠黏膜下层的冻干做成一种生物栓治疗肛瘘，也取得了较好的效果。他们对纤维蛋白胶和生物栓的临床效果进行了前瞻性对照研究。在 25 例病例中，10 例进行了纤维蛋白胶瘘管封堵术，15 例进行了生物栓治疗。在接受蛋白胶瘘管封堵术的 10 例中，有 6 例在术后 3 个月内还有肛瘘存在；而行生物栓封堵术治疗的病例中，只有 2 例（13%）复发。因此他们认为，生物栓封堵瘘管治疗肛瘘是一个非常有效的方法。我国有学者用异体脱细胞真皮基质（ADM）填塞治疗 30 例肛瘘患者均获得满意的效果，治愈率达 100%。ADM 具有在感染性创面上快速血管化和诱导组织生成的作用，作为细胞支架，引导细胞沿其胶原框架有序生长，达到填充、修复乃至重建组织的目的。近年来，西班牙学者 Damian 等将脂肪来源的干细胞作为填充物和纤维蛋白胶联合治疗复杂性肛瘘，治疗 24 名患者，治愈 17 人，治愈率达 71%，并和单独使用纤维蛋白胶治疗做了随机对照，单独使用纤维蛋白胶治疗 25 人，治愈 4 人，治愈率仅 4.43%。脂肪来源的干细胞注射可明显增加复杂性肛瘘愈合率，而且并不影响肛门自制功能。脂肪来源的干细胞治疗肛瘘的机制尚不清楚，初步研究认为脂肪来源的干细胞具有促进新生血管形成、多向分化及免疫抗炎能力，是其治疗肛瘘的可能机制。

4. 低位切开高位虚挂引流术

低位切开高位虚挂引流术式治疗肛瘘治愈率并不低于传统的切割挂线术，有学者在近十年对200余例高位肛瘘手术中应用齿线下切开，齿线上超过肛直环部分予以虚挂引流（与传统的切割挂线相比，挂线而不紧线，待瘘腔肉芽填满后，抽去橡皮筋，也就是所指虚挂线法），取得满意效果。对有完整资料的48例高位肛瘘1～3年的随访，结果治愈46例，复发2例，肛旁无明显锁眼畸形，排便排气控制较好。因此认为该手术方法具有治愈率高，并发症少，肛门功能保护好之优点。

5. 纤维蛋白胶封闭术

纤维组织用作组织黏合剂无侵袭性，对周围组织无损伤，可以避免使用后对肛管括约肌的损害，不影响括约肌的正常功能，不引起失禁。其关键是进行彻底内口粘堵，清除瘘管的坏死组织，保持瘘管引流通畅。该手术最大的优点是治疗后的肛门括约肌完好无损，肛门与原型无异，闭合如常，硬化的肛管及肛管直肠环软化后，肛门周围无瘢痕，可重复治疗。近年文献报道应用该技术治疗肛瘘有一定疗效，但复发率高，尚需多中心、前瞻性随机研究，对其远期疗效做出进一步评价。

6. 低位切开高位旷置术

Hanley认为，高位肛瘘的内口大多在后正中附近，提出治疗肛瘘没有必要全部将瘘管切开，于是他创用内口引流、瘘管旷置术。该法将肛瘘的低位部分完全切开，处理内口，高位部分不做处理。术后每天对高位部分填塞油纱条引流换药，直至痊愈。

7. 肛瘘药捻脱管根治法

（1）适应证：瘘管细小，内口单一，无感染者。低位肛瘘成功率高。

（2）操作步骤：①选择适合瘘管粗细的甲捻送入瘘管，内、外口部各露出甲捻头即可，剪除多余甲捻，留置丝线；②利用丝线每日拖出旧捻更换新捻，更换新捻前以生理盐水冲洗管腔；③视腐肉脱尽（1周）后，撤除脱线及药捻，以后每日肛内置放烟卷状纱布卷，肛周采取纱布垫压迫，至内口及瘘管粘连闭合治愈。

（3）原理：使用化腐生肌中药捻，使瘘管化腐生新，粘连愈合。组织损伤小，减轻痛苦，无碍肛门功能。

（4）操作技巧：①内口甲捻不宜露出太多，以防腐蚀正常黏膜，一般每日换药时应予肛内填入红纱条，覆盖甲捻并保护正常黏膜组织。②拖捻1周左右，可见内口局部轻微红肿或少量渗血，即达到了化腐的目的，从撤除捻改用纱布垫压迫日起，最好控制排便3～5天，补液并抗感染治疗，以促进内口愈合。③对汞过敏者禁用甲捻。④在估计预后复发方面，和所有肛瘘术式一样，要留有余地，不可满打包票，告诫患者注意保养，防止复发。

七、预防与护理

（1）注意消除引起肛门直肠周围脓肿的因素，如注意饮食卫生，防止腹泻或便秘，避免肛窦炎继发脓肿。

（2）行肛门部局麻或行内痔注射术时，要严格操作规程和无菌技术，避免医源性感染。

（3）发生肛门直肠周围脓肿后，尽可能行肛周脓肿一次性根治手术治疗。

（4）治愈术后伤口换药，避免桥形愈合；如肉芽生长过快，高出表皮者可修剪处理。

（5）术后运用中药或西药抗菌消炎，结核性肛瘘者，给抗结核治疗。

（6）有缝合伤口者，一般5～7天拆除缝合线，缝合伤口感染者尽早拆线。

参考文献

[1] 安阿玥. 现代中医肛肠病学[M]. 北京：中国医药科技出版社，2019.

[2] 高凤岐. 新编临床肛肠外科学[M]. 北京：科学技术文献出版社，2018.

[3] 冯月宁. 肛肠疾病图谱[M]. 北京：中国医药科技出版社，2016.

[4] 韩鹏. 新编肛肠外科诊疗实践[M]. 北京：科学技术文献出版社，2017.

[5] 柳越冬. 实用肛肠病临床手册[M]. 北京：中国中医药出版社，2017.

[6] 王立柱. 肛肠外科疾病手术治疗策略[M]. 北京：科学技术文献出版社，2018.

[7] 田仲义. 肛肠病中西医综合诊治策略[M]. 北京：中国纺织出版社，2018.

[8] 李银山，薛钜夫. 肛肠病门诊局麻治疗[M]. 北京：中国中医药出版社，2016.

[9] 丁承华. 实用中西医肛肠病诊断与治疗[M]. 北京：科学技术文献出版社，2017.

[10] 崔龙，张纪伟. 肛肠疾病[M]. 北京：中国医药科技出版社，2009.

[11] 赵刚. 常见肛肠病图谱[M]. 北京：人民军医出版社，2014.

[12] 金黑鹰，章蓓. 实用肛肠病学[M]. 上海：上海科学技术出版社，2014.

[13] 刘仍海，姜春英，韩平. 肛肠疾病研究进展[M]. 北京：中医古籍出版社，2012.

[14] 金定国，金纯. 肛肠病中西医治疗学[M]. 上海：上海科学技术出版社，2014.

[15] 田振国，韩宝. 中国肛肠病诊疗集萃[M]. 北京：中医古籍出版社，2014.

[16] 徐伟祥，曹永清. 实用中医肛肠病学[M]. 上海：上海科学技术出版社，2014.

[17] 皮执民，刘栋才，赵华. 肛肠外科·手术学[M]. 北京：军事医学科学出版社，2008.

[18] 王波. 常见肛肠疾病治疗学[M]. 北京：科学技术文献出版社，2013.

[19] 贾山. 肛肠外科手术操作技巧[M]. 北京：人民军医出版社，2012.

[20] 韩宝，张燕生. 中国肛肠病诊疗学[M]. 北京：人民军医出版社，2011.

[21] 芮洪顺，芮冬，勾振堂. 常见肛肠病诊疗手册[M]. 北京：中国医药科技出版社，2011.

[22] 荣文舟. 肛肠病手术技巧[M]. 北京：科学技术文献出版社，2007.

[23] 周建华. 肛肠病临床诊治[M]. 北京：科学技术文献出版社，2006.

[24] 杨抗. 肛肠病奇效良方[M]. 北京：人民军医出版社，2007.

[25] 李辅明，邹振明，邹振培. 李氏肛肠病治疗学[M]. 北京：科学技术文献出版社，2009.

[26] 田淇第. 肛肠病小针刀综合疗法[M]. 北京：人民军医出版社，2014.

[27] 张书信，赵宝明，张燕生. 肛肠外科并发症防范与处理[M]. 北京：人民军医出版社，2012.

[28] 芮洪顺，勾振堂，芮冬. 肛肠脱出性疾病诊疗精要[M]. 北京：中国医药科技出版社，2011.

[29] 荣文舟. 肛肠病疑难验案分析[M]. 北京：科学技术文献出版社，2011.

[30] 寇玉明. 中医肛肠科临床手册[M]. 上海：上海科学技术出版社，，2000.

[31] 赵刚，鞠应东，孙凤华. 中西医结合肛肠病诊治[M]. 北京：科学技术文献出版社，2010.

[32] 李洪湘，黄明达. 肛肠病吸注套扎疗法[M]. 北京：人民军医出版社，2009.

[33] 丁义江. 肛肠病特色专科实用手册[M]. 北京：中国中医药出版社，2007.

[34] 王真权. 中医谈肛肠保健[M]. 北京：科学技术文献出版社，2021.

[35] 石仲仁，刘建军，张义锦. 肛肠病[M]. 北京：中国医药科技出版社，2018.